U0274435

与健康相伴

——铁路男职工健康手册

《与健康相伴——铁路男职工健康手册》编委会◎编

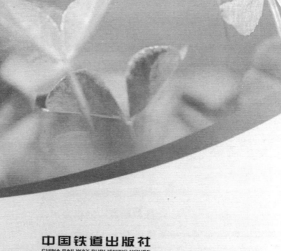

中国铁道出版社
CHINA RAILWAY PUBLISHING HOUSE

北京科学技术出版社

图书在版编目(CIP)数据

与健康相伴.铁路男职工健康手册 /《与健康相伴.
铁路男职工健康手册》编委会编 . —北京:中国铁道
出版社,2018.1 (2018.4重印)
　ISBN 978-7-113-24027-1

　Ⅰ.①与… Ⅱ.①与… Ⅲ.①铁路员工-保健-手册
Ⅳ.①R161-62

中国版本图书馆 CIP 数据核字(2017)第 285336 号

书　　名:与健康相伴——铁路男职工健康手册
作　　者:《与健康相伴——铁路男职工健康手册》编委会　编

策划编辑:罗桂英
责任编辑:郑嫒嫒　王藏　张青山　　　电话:010-51873179
封面设计:崔丽芳
责任印制:郭向伟

出　　版:中国铁道出版社(100054,北京市西城区右安门西街8号)
　　　　　北京科学技术出版社(100035,北京西直门南大街16号)
发　　行:中国铁道出版社
网　　址:http://www.tdpress.com
印　　刷:三河市宏盛印务有限公司
版　　次:2018年1月第1版　2018年4月第3次印刷
开　　本:880 mm×1 230 mm　1/32　印张:8.75　字数:191 千
书　　号:ISBN 978-7-113-24027-1
定　　价:30.00 元

《与健康相伴——铁路男职工健康手册》编委会

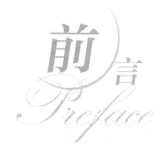

前言 Preface

　　铁路职工健康关系着运输安全、社会和谐与家庭幸福,是铁路企业一项长期而艰巨的任务,也是全路干部职工的美好愿望和共同企盼。2015 年新年伊始,中国铁路总公司从关心关爱职工生活出发,印发了《关于实施职工健康行动计划的意见》,召开动员部署电视电话会议,面对铁路改革发展的新形势、新要求,通过实施职工健康行动计划,让 200 多万铁路职工以健康的体魄、愉悦的心情快乐地工作,迎接全面小康社会的到来!

　　多年来,总公司党组把关心职工生活、维护职工利益作为重要任务,全面落实职工生活规划,不断提高职工物质文化生活水平。稳步提高职工工资水平,规范推进职工保障性住房建设,全面深化和拓展"三线"建设,积极推进异地职工通勤、职业病防控、带薪休假等措施,组织开展职工健康休养,切实维护职工利益,让职工共享铁路改革与发展成果。

　　但是,由于生态环境变化、生活节奏加快、精神压力加大、饮食结构变化等客观因素的影响,慢性病的危害日趋严重,高血脂、高血压、肥胖等患病职工人数增多,直接影响着职工健康和运输安全。

　　据不完全统计:2014 年全路因心脑血管意外,造成职工在岗因病突发死亡人数较往年有所增长。主要集中在机务、工务、车务等行车主要工种,多发生在冬夏两季和45岁以上、患有基础病的一线职工之中。

针对这一情况,总公司党组非常重视并多次做出重要批示,要求总公司有关部门组织深入调研,查找薄弱环节,采取针对性措施,切实抓好职工健康管理和劳动安全工作。同时,要求不断完善生产生活设施,加强职工生活管理,加强铁路企业文化建设,不断提升职工文化和生活水平,确保职工身心健康。

为落实上述要求,总公司决定启动职工健康行动计划,以"健康体检、健康宣传、健康维护"为主要内容,充分发挥既有的资源作用,突出针对性的防治措施,推行健康生活方式,开展健康干预与疏导,改善职工生产生活环境,利用三年左右的时间,建立完善的职工健康保障体系,普惠每一位铁路职工,全面提高职工的健康水平。

一、推行职工健康行动计划的重大意义

习近平总书记指出:人民对美好生活的向往,就是我们的奋斗目标。职工健康关系着运输安全、社会和谐与家庭幸福,既是人民群众的迫切愿望,也是铁路企业的社会责任。推行职工健康行动计划是总公司党组践行党的群众路线,切实关爱职工的又一个重大举措。重要意义体现在以下三个方面。

(1)推行职工健康行动计划是总公司党组关心关爱职工的具体体现。生产生活环境与职工身心健康密切相关,只有不断提升职工生活质量,保证职工身心健康,才能提高职工的幸福指数,才能增强企业的凝聚力。推行职工健康行动计划,就是要体现企业对每一位职工的关心关怀,让每位职工参加健康体检,掌握健康知识,得到健康服务,为职工办好事、办实事,使职工有"家"的感觉,感受到企业人文关怀,感受到"主人翁"的地位,从而焕发出职工的劳动热情,激发职工的内在潜能,全身心地投入铁路的改革发展之中。

(2)推行职工健康行动计划是铁路运输安全的重要保障。当前,机务、车辆、工务作为铁路行车的主要工种,也是职工慢性病患病率和在岗因病死亡率的多发系统。面对铁路全天候、夜班倒班、跨区域流动、安全风险压力大和节假日工作繁忙等特点,职工的身心健康对于确保铁路运输安全就成了重要影响因素。开展职工健康行动,重点是通过及时发现职工健康隐患,及时防止职业禁忌症,及时修复与维护劳动力,使职工保持身心健康,在岗位上保持旺盛的工作精力、充沛的健康体魄。这是运输安全的重要基础,也是运输安全的重要保障。

(3)推行职工健康行动计划是保障职工健康的有效手段。体检资料分析显示,铁路职工健康状况不容乐观,职工健康意识和防病能力不强,体检后的健康管理相对滞后。以往,各单位组织职工体检后,把资料反馈给本人,很多职工看不懂,不重视,也没有预防。即使职工患病且处于危险的时候,也不清楚,而在岗猝死的职工,基本上都是原有患病危险的。在这种情况下,单位也没有进行健康干预。开展职工健康行动,就是要充分利用铁路现有的卫生资源,规范、完善、创新防治措施,通过系统组织、集中推进、全面落实,加大工作推进力度,掌握职工健康特点和发展规律,加强职工健康管理,特别是体检后的健康管理,全面推广职工健康生活方式,打造职工健康服务的新模式,切实增强职工健康素质。

二、认真贯彻落实职工健康行动计划的主要任务

职工健康行动计划是新时期促进铁路企业发展的重要措施，是今后一个时期铁路卫生工作的中心任务。全路各单位要紧密围绕"三个健康"，统筹组织落实好职工健康行动计划，重点要抓好以下八项工作。

第一，规范健康体检工作。要注重提高健康体检质量，规范体检组织工作，确保职工健康体检兑现率。一是要制订体检计划，按照年龄分类，以 1 至 3 年为周期，集中组织职工进行健康体检。二是要调整体检项目和频次，增加行车人员颈腰椎病、胃病等检测指标和慢性病患病职工的检测频次。要特别强调不能搞大一统的、一个标准的体检，要针对不同行车岗位进行调整，如火车司机患颈腰椎病、列车员患胃病的较多，应调整增加这些体检指标，体现体检项目的针对性。三是避免重复和过度体检，要合理安排职工健康体检和从事职业危害作业的人员、餐饮人员、机车乘务员从业体检，提高管理效率。体检不是越多越好，一年体检几次没有必要，要看是什么岗位，是否患有慢性病。要办规范健康体检这件好事，就必须具有更强的针对性，并有实际效果。

第二，建立职工健康档案。各单位要规范体检机构管理，建立信息管理和科学评估制度。体检机构要认真做好职工健康评价，编制职工健康体检电子信息，提供职工健康体检评价报告和健康处方，使每一位职工掌握自己的健康状况。铁路疾控所要全面收集汇总职工健康体检资料，建立职工健康信息档案，做到一人一档，组织开展基层站段与职工健康信息评估，动态管理职工健康工作。体检资料是掌握职工健康状况最有效的信息，可以发现职工要注意、要提醒、要介入、要疏导的健康管理内容,所以,这是各单位下一步推进落实的重点工作。

第三,有针对性地开展健康宣传。要加大宣传力度,营造健康宣传氛围,编制健康科普资料,增强职工防病意识,提高健康知识知晓率。要面向基层职工,突出针对性,突出慢性病防治,体现"应知应会"。宣传内容要通俗易懂,使职工准确掌握防病方法。宣传形式要喜闻乐见,利用各种有效的传媒方式,传播健康知识。宣传重点是一线职工,有的单位、车间在食堂旁边张贴宣传资料或板报,介绍本单位职工健康状况与特点,以及常见疾病的预防知识,让大家吃饭前看一看,解决职工健康重视不够、信息来源不多的问题,这种方式很好,要特别突出对一线职工的健康宣传。

第四,做好重点人群筛查。由劳卫部门牵头,根据体检资料组织一次筛查,确定高血脂、高血压、高血糖等重点人群,并开展重点人群防治与随访观察,建立健康预警与告知制度,消除职工紧张情绪。对患有严重职业禁忌症人员,要及时调整岗位。有的行车一线职工,患病不适宜岗位工作的,从关心关爱职工的角度,各单位要掌握信息,及时帮助职工调整岗位,并劝导职工及时就医,使之掌握院前自救技能,防止在岗因病死亡现象的发生。

第五,开展职工心理疏导。铁路疾控所要发挥业务技术优势,运用现代医学心理学理论与方法,研究铁路职工健康心理状态。现在全路 30 个疾控所已经有不少的心理咨询师。要培养铁路健康管理心理咨询师,开设心理咨询室,疾控所要定期开展站段职工心理咨询,组织心理健康疏导,开展职工睡眠调理,推广心理减压技术,推行营养与运动处方,维护职工身心健康。

第六,开展慢性疾病防治。针对慢性病高发和可防可控特点,要强化45岁以上在职职工慢性病防治,以"心脑血管、糖尿病、肿瘤"为防治重点,做好颈腰椎病、胃病防护工作,提倡"合理膳食、适当运动、戒烟限酒、心理平衡"的健康生活方式,控制血压、血脂、血糖、体重,做好慢性病诊疗引导,降低慢性病危害。

第七,继续抓好健康休养。健康休养工作已经开展了很多年,要深入持久地开展职工健康休养工作,要将健康休养纳入职工健康行动计划,不断改善健康休养条件,做到集中组织、规范管理、安全有序。总公司党组决定把北京安定干校培训中心作为全路健康休养基地之一,接待外局休养职工到北京进行健康休养,许多一线职工没有机会来首都,可以通过这次机会在首都安排健康休养。

第八,改善职工生产生活环境。要完善生产生活设施,加强职工生活管理,建设铁路企业文化,特别是新开通运营线路,由于前几年的设计缺项,原来的生产生活设施还不完善,要抓紧补充完善。工会组织要结合"三线"建设,改善工区宿舍、餐饮、洗浴、厕所卫生环境,在职工间休室配置健身与身心疏导设备,完善班组小药箱建设和应急救治服务,组织健身活动,增强职工体质。

三、积极稳妥地推进职工健康行动计划

开展职工健康行动计划,关键是在广泛调研、掌握情况的基础上,采取有针对性的措施,统筹组织,有序推进,使之成为职工的自觉行动,从根本上实现防治目标。

第一,要加强组织领导。总公司卫生保障领导小组统筹管

理职工健康工作。劳卫部牵头负责,工会组织要抓好"三线"建设,改善职工生活环境;运输部门要指导做好行车人员的健康保障,改善职工生产环境;财务部门要合理安排资金;社保部门要做好医疗费用协调工作;宣传部门负责健康宣传引导,营造宣传氛围。各单位分管领导要亲自抓,要指定专门部门抓好推进工作。

第二,要全力组织推进。从现在开始,利用三年时间、分四个阶段,落实有针对性的防治措施。具体而言,前期准备阶段(2015年1季度),各单位研究部署和全面启动职工健康行动计划;实施完善阶段(2015年2~4季度),要逐步完善和全面落实各项健康管理措施;考核验收阶段(至2015年底),总公司将组织督导检查,指导推进工作;规范管理阶段(2016~2017年),完善职工健康管理工作,开展示范建设,促进职工参加保健活动,养成健康生活方式,提高自我保健意识。自2016年起,总公司每年组织一次评价考核,检查各铁路局(单位)、抽查部分站段,全面评估职工健康管理工作;每年公布一次评估检查结果,评分排序,奖优罚劣,全面推动职工健康行动计划。各单位要全面推进职工健康行动计划,以"健康体检、健康宣传、健康维护"为重点,坚持"防四病、控四高、改善生活方式、劝导规范就医"的防治原则,加强重点人群筛查和健康干预,加强重点单位预警和健康管理,加强车务、工务、机务重点岗位职工健康维护,突出抓好措施落实,努力实现工作目标,全面提高职工健康管理水平。

第三,要注重专群结合。职工健康管理涉及广大职工的切身利益,要广泛动员职工,使职工积极主动参与,切实增强防病意识,自觉掌握防病知识,养成健康生活方式。铁路卫生部门要将职工健康管理放在首位,调整职责任务,指导站段做好职工健康管理配合工作;要重点加强体检后的健康管理与健康干预,切实承担起职工健康保障的历史责任。目前,全路有 30 个疾控所,主要职责就包括铁路职工的健康管理,疾控所要把职工健康管理作为重中之重的一项工作,作为事业发展的一个重要支柱,在服务职工健康中展示良好的工作作为。

第四,要统筹利用既有资源。推进职工健康行动计划,需要必要的资金支持,比如,建立职工健康信息档案的软件开发费用,要予以保障。但各单位决不能借机盲目增加各种费用支出,主要是挖掘内部潜力,用好既有资源,尤其要发挥铁路疾控所等既有资源作用。要合理安排体检周期,优选针对性体检项目,避免过度、重复体检。

第五,要加强质量考核。各单位要把职工健康管理摆在重要位置,纳入工作内容。要建立评估机制,突出防治效果,重点考核各单位职工体检的兑现率,评价体检组织情况;考核职工的健康知识知晓率,检查健康宣传效果;考核职工的职业禁忌症调整率,掌握职工健康干预情况;考核因病在岗死亡降低率,评估行动计划的防治效果。此外,还要考核职工健康休养、生产生活设施改善等情况。通过考核验收,起到总结、整改与推进作用,努力实现职工健康保障目标。

编　者

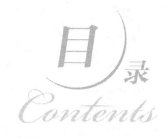

目 录
Contents

第 1 讲
正确认识男性健康

✠ 关注男性健康

男性健康的标准

美国男性健康研究学会曾提出关于健康男性的"四快"。所谓"四快",即吃得快、便得快、睡得快、说得快。这种概括虽然很形象,但还不够具体。为此,世界卫生组织(WHO)提出的健康新概念是:"所谓健康,并不仅仅是不得病,还应包括心理健康以及社会交往方面的健康。"也就是说,健康是在精神上、身体上和社会交往上保持健全的状态。同时,世界卫生组织还规定了男性是否健康的十大准则,其具体内容如下。

(1)肌肉丰满,皮肤有弹性。

(2)体重适当,身体均匀,站立时头、肩、臀位置协调。

(3)眼睛明亮,反应敏捷,眼睑不发炎。

(4)牙齿清洁,无龋齿,不疼痛,牙龈颜色正常,无出血现象。

(5)头发有光泽,无头屑。

(6)有充沛的精力,能从容不迫地负担日常生活和繁重的劳动,而且不感到过分的疲倦和紧张。

(7)能够抵抗一般性感冒和传染病。

(8)应变能力强,能适应外界环境的各种变化。

(9)处事乐观,态度积极,乐于承担责任,事情无论大小不挑剔。

(10)善于休息,睡眠好。

男性的寿命为什么比女性短

世界各地的女性平均寿命要长于男性。西方国家女性的寿命平均比男性要长 3～7 岁。百岁老人中也以女性居多。那么，为什么男性的寿命普遍比女性短呢？经过医学专家的研究发现，主要原因有以下几点。

1. 不锻炼

女性比较注重自己的身材体形，反而会经常进行跑步、跳绳、瑜伽等各种运动，而男性大多忙于事业，有空就找个地方享受，上上网，尤其是已经不上学的人，基本不会花太多的时间在锻炼身体上，这就造成了男性年轻的时候身强体壮，但年纪大了却经常小病缠身。

2. 吸烟、喝酒

现代社会是男性社会，普通家庭大部分都是由男人当家做主的，所以生活中的很多事情都得男人去办。外出办事难免会有一些应酬，而应酬必然会喝酒。经常饮酒会使胃、肾等内脏器官承受酒精负荷，其危害可想而知。而且，男性交际应酬离不开香烟，他们也往往会借助香烟来排解无处释放的生活压力。大量吸入香烟中含有的尼古丁等有害物质会极大地损害男性的身体健康，这些危害即使短期内难以被发现，时间长了也无异于慢性自杀。

3. 不求医

男人都比较要强，加之好面子，就算身体有点小毛病也都不放心上，以为自己体质好，不去看病，甚至有的连药都不吃，硬是把病拖"好"了。殊不知，这种做法对身体的危害非常大。一些毛病看似拖"好"了,却在身体里留下了病根,长此以往,病根就会积少成多,年纪大了,疾病便会一下子爆发出来。很多男性的身体都是因此而垮掉的。

4. 不吃早餐

一日三餐中,早餐距离前一餐的时间最长,这个时候体内积蓄的能量已经大量消耗,如果不吃早餐势必会导致人体对营养和能量摄入的不足,而这些不足又很难从午餐和晚餐中补充回来。如今很多男性都养成了不吃早餐的坏习惯,这样很容易造成体质越来越差,导致血液黏稠度增加。

5. 过于压抑自己的情感

相对于女性的感性和柔情,男性就显得格外理性和强硬。因为男性从小就被灌输"流血不流泪"的思想,男人哭就会被嘲笑,会被说成是窝囊废,所以慢慢地就被这种思想同化了,有了委屈只能自己忍受,有了压力也会自己承担,这样势必会长期压抑自己的情感,得不到及时发泄的情绪对身体的危害也是很大的。但女性不同,女性可以肆无忌惮地哭,有一点小委屈也可以找闺蜜、找妈妈、找老公发泄,这也是女性比男性长寿的原因之一。

亚健康:健康在左,疾病在右

如果把健康和疾病看作是橄榄的两端,那么亚健康就是一个两头尖的橄榄中间凸出的那一大块,处于健康与疾病两者之间的过渡状态。

所谓亚健康,即指非病非健康状态,是介于健康与疾病之间的状态,故又有"次健康""第三状态""中间状态""游离(移)状态""灰色状态"等称谓,是处于疾病与健康之间的一种生理功能低下的状态。亚健康状态也是很多疾病的前期征兆,如心脑血管疾病、代谢性疾病、肝炎等。

一般而言,身体出现亚健康的时候都会发出以下信号。

(1)频繁去洗手间。如果你的年龄在 30～40 岁,排泄次数超过正常人,说明消化系统和泌尿系统开始衰退。

(2)脱发、斑秃、早秃。每次洗发都有一大堆头发脱落,这是工作压力大、精神紧张所致。

(3)"将军肚"早现。30～50 岁的男性,变得大腹便便的同时,也身处高血脂、脂肪肝、高血压、冠心病的风险。

(4)性能力下降。成年男性过早地出现性欲减退,腰酸腿痛或阳痿,都是身体整体衰退的第一信号。

(5)记忆力减退,开始忘记熟人的名字。

(6)心算能力越来越差。

(7)做事经常后悔、易怒、烦躁、悲观,难以控制自己的情绪。

(8)注意力不集中,集中精力的能力越来越差。

(9)睡觉时间越来越短,醒来也不解乏。

(10)易于疲乏,或无明显原因感到精力不足,体力不支。

(11)想做事时,不明原因地走神,脑子里想东想西,精神难以集中。

(12)处于敏感紧张状态,惧怕并回避某人、某地、某物或某事。

(13)为自己的生命常规被扰乱而不高兴,总想恢复原状。对已做完的事,已想明白的问题,反复思考和检查,自己又为这种反复而苦恼。

（14）身上有某种不适或疼痛，但医生查不出问题，自己仍然不放心，总想着这件事。

（15）心绪烦躁，却不知道为何烦躁。

（16）情绪低落、心情沉重，整天不快乐，工作、学习、娱乐、生活都提不起精神和兴趣。

（17）看什么都不顺眼，易怒，动辄发火。

（18）怕与人交往，厌恶人多的地方，在他人面前无自信，感到紧张或不自在。

（19）觉得别人都不好，都不理解自己，都在嘲笑自己或和自己作对。事过之后能有所察觉，似乎自己太多事了，钻了牛角尖。

（20）心情不好时就晕倒，控制不住情绪和行为，甚至突然说不出话、看不见东西、憋气、肌肉抽搐等。

我们可以对照以上"信号"进行自我检查，具有上述两项或两项以下者，则为"黄灯"警告期，目前无须担心；具有上述3～5项者，则为一次"红灯"预报期，说明已经具备"过劳死"的征兆；具备6项以上者，为二次"红灯"危险期，可定为"疲劳综合征"——"过劳死"的"预备军"。

既然亚健康不容忽视，我们就需要进一步了解导致亚健康形成的原因。

1. 饮食不合理

当机体摄入热量过多或缺乏营养时，可导致机体失调。睡眠不足、缺乏运动、情绪低落、过量吸烟、酗酒以及空气污染、长期接触有毒物品等，也可导致机体失调。

2.生活作息不规律

起居无规律、作息不正常已经成为现代人的常态。成年男性往往会因为娱乐（如打牌、玩游戏）、加班工作、看护病人而导致生活作息紊乱。

3.压力过大导致不良情绪多发

很多男性，特别是职场男性，他们长期处于运动量不足、健康透支的高压状态下，并因此产生很多不良情绪，这将会导致机体分泌功能失调，影响身体健康。

总之，如果身体处于亚健康状态，一定要引起足够的重视，因为亚健康状态如果不能得到及时的纠正，就非常容易引发身心疾病。如果碰到高度刺激，如熬夜、发脾气等应激状态，还容易引发猝死，也就是大家常说的"过劳死"。

❖ 树立健康新理念

男性如何吃出健康

奔波于家庭和事业之间的男性往往最容易"透支"的就是健康，这也是为什么很多男性都有着情绪低落，容易疲劳、失眠、头痛，注意力不集中，不愿运动等"亚健康"状态。俗话说，健康饮食是健康身体的基础。所以，男性的健康跟饮食习惯是息息相关的，男性若想远离"亚健康"状态，不妨在饮食细节上做些改变，只要能够保持正确的饮食习惯，就可以大大地提高自己的健康状态，从而让自己有更好的精力去拼搏和奋斗。

1.饮食规律，早吃好、晚吃少

许多职场男性因为睡得较晚，第二天自然就起得比较迟，往往会因为赶时间而不吃早餐,但他们为了弥补一天的精力损失,却把晚餐准备得很丰盛。殊不知,这种生活习惯不仅会对肠胃造成严重伤害,还会使高血脂、高血糖、高血压等富贵病提前到来。

因为胃肠道的工作是有规律的,不吃早餐胃液和胆汁都不能正常工作,时间一长,特别伤胃。而晚餐吃得过多,除了加重胃肠的负担之外,还使营养物质转化成脂肪凝结在血管壁上或腹壁上,久而久之,人便肥胖起来,而且还容易"显老"。所以,男性在日常生活中应该形成合理规律的饮食习惯,早吃好、晚吃饱,这样才能给一天的工作、学习打下一个良好的基础。具体的吃法如下。

(1)早餐。一日之计始于晨。早餐的重要性在于唤醒大脑活力,令你精力充沛地开始迎接一天的紧张工作与生活。所以,职场男性在吃早餐时一定要吃好,食物应该含有丰富的蛋白质、维生素、钙、磷等,又应保持低热量、低脂肪。可以选择脱脂奶、豆浆等饮料,主食方面比较简单,最好不要吃油条,一般的馒头、面包都可以。

(2)午餐。通常上午是脑力劳动高度集中的时段,思维活动过程加强,细胞内物质及神经递质消耗增多,新陈代谢也加快,大脑对各种营养素需求量增大。因此,午餐应增加优质蛋白质、不饱和脂肪酸、磷脂、维生素 A、维生素 B、维生素 C 及铁等营养素的供给。

(3)晚餐。一天的辛劳之后,晚餐应以安心宁神的食物为主,如小米汤、莲子汤等,这样可以调整大脑状态,帮助人体尽快放松、休息,以便顺利进入梦乡。不过,在食物的摄入量上要把好关，八分饱即可。吃完晚餐还应稍微运动一下，以加快食物的消化吸收。如果晚餐吃得过饱、过晚都会加重胃肠道的负担，并对胃黏膜造成不良影响，进而增加患胃癌的风险。

2. 远离健康三大害：烟、酒、油腻食物

众所周知，烟酒有害健康，可男性朋友们为了提神解乏、交际应酬，虽然明知烟酒有害无益，却还是对其趋之若鹜。除了烟酒外，还有个隐形杀手往往被人们忽略，那就是油腻食物。无论是工作盒饭还是饭店大餐，油腻食物都一直充斥在男性们的生活中。油腻食物不仅会导致"亚健康"，而且会使人患上高血压、糖尿病等富贵病。针对这种情况，职场男性除了平时要远离烟酒、以清淡饮食为主外，在交际应酬时也大可以选择茶馆、素食店等场所，既潮流时尚，也对身体健康大有好处。

3. 多摄取碱性食品、碱性饮品，保持碱性体质

职场男性平时忙于工作、应酬，饮食上少不了要摄入过多的高油高脂的食物。时间一长，身体自然也变为"亚健康"的酸性体质。所以，职场男性不妨尝试"酸碱平衡"。多吃豆制品、海带等碱性食物来中和体内酸碱度；或是在比"吃"更频繁的"喝"上多下功夫，选择健康的碱性饮品。这些饮品含有人体所需的多种微量元素、氨基酸、不饱和脂肪酸与膳食纤维，不仅营养丰富、去油解腻，还可以有效地消除身体疲劳。

总之，要想避免"40岁以前拼命挣钱，40岁以后花钱保命"这种悲剧，除了饮食有道外，男性还需要坚持运动，保持心情开朗。只有这样，才能做到健康、事业两不误。

免疫力是健康体魄的基石

人体免疫力,其实就是人体对各种有害微生物的免疫能力。人们一般将人体排除和识别异物、对外来侵袭的抵抗力叫作"免疫力"。在人类长期的进化发展中,不断地和自然界中的各种致病微生物,如真菌、细菌、病毒等做斗争。无论科技多么发达,医疗多么先进,人体免疫力对身体健康所发挥的作用都是无法代替的。

既然免疫力在人体健康中发挥着如此重要的作用,那么,想要提高或保持免疫力应该怎么做呢?虽然人体免疫系统的机制很复杂,有特异性也有非特异性,既包括体内也包括体表,但是真想要提高免疫力,其实并不难,日常生活中一些常见的措施就可以达到这个目的。

1. 免疫力下降的表现

我们首先来了解一下免疫力下降都有哪些表现。

(1)感冒不断。感冒几乎就是家常便饭,天气稍微变凉、变冷,衣服没有及时更换就会喷嚏不断,并且一旦感冒就极为严重,治愈时间长。

(2)经常感到疲劳。工作的时候总是没精神,时间稍微长一点就感觉到疲劳,同时去医院也没有什么实质性的疾病,睡一觉精神又会恢复,然后就这样反反复复。

(3)娇气的肠胃。也许和同事一起在路边的小摊子上吃了饭,别人都生龙活虎,只有你上吐下泻。

(4)伤口容易感染。身上若是出现了一个小伤口,几天之后不但没有痊愈,而且开始红肿发炎,并且开始流脓,一般人休息一段时间就会好,你却要去医院打针吃药。

2. 提高免疫力的方法

如果出现以上情况,就说明你的免疫力已经下降,务必提高自身的免疫力以保证健康。那么,提高免疫力有哪些方法呢?

(1)保持乐观情绪。心情愉快可以让一个人保持最佳状态,尤其是随着现在生活节奏的加快,如果压力无法缓解,机体会产生抑制人体免疫功能发挥的调节物质,导致感冒以及其他疾病更容易光顾自己。

(2)借助睡眠。睡眠对人体免疫能力有很大的影响。高质量的睡眠可以让体内两种淋巴细胞的数量大幅度增加。而且人在休息的时候,身体可以产生一种健康因子,这种因子可以使巨噬细胞更加活跃,提高肝脏的解毒功能,抵御入侵的病毒和细菌等有害物质。

(3)参加运动。每天坚持 1 个小时的运动,每个星期坚持 5 天,连续坚持 3 个月,你就会发现自己的免疫能力有了明显增强,对感冒等疾病的抵抗能力也有很大提高。运动并不是必须进行剧烈运动才行,其实饭后散步就可以。

(4)限制饮酒。每天饮酒量为啤酒在 1 瓶以内,低度白酒小于 100 毫升,黄酒小于 250 毫升。酒精对人体的每一个组织几乎都没有好处。即使少量饮用葡萄酒可以降低胆固醇,但那也是因为葡萄的作用,过量饮用依然会损害身体。

(5)改善体内生态环境。乳酸杆菌、肠道双歧杆菌等有益菌可以提高身体的免疫能力,可以促进负责人体免疫的淋巴细胞不断分裂繁殖,而且还可以刺激非特异性免疫系统"吃"掉包括衣原体、细菌、病毒等在内的各种病原体,并在人体内产生大量抗体,使人体对疾病的免疫能力得到提高。

(6)补充矿物质和维生素。每天补充适量的矿物质和维生素。身体对外来侵害的抵抗工具,包括干扰素及各类免疫细胞的活力与数量都和矿物质与维生素有关。

▣ 男性肝脏"伤不起"

保持情绪稳定,养肝最忌发怒

科学研究表明,愉悦的心情可以增加肝血流量,活化肝细胞。而男性发怒,不仅会影响自己的情绪,还会伤及肝脏。男性朋友应该时刻保持情绪的稳定,不要发怒。

中医把烦躁易怒的表现归为"肝火上炎",就是指肝脏出现了病情,在治疗过程中会采用龙胆泻肝汤来平息肝火,通过发泄和转移来消除怒气,保持愉悦的心情。当男性情绪表现为易怒时肯定会影响肝脏,当肝气郁结时,男性就很容易产生郁闷感,久而久之就会发展为抑郁症。

此外,如果肝气过旺的话,还会诱发高血压。所以,患有高血压的男性要注意保养肝气。心脑血管疾病患者平时更应注意保养肝气,如果有易怒情绪,就很容易诱发脑卒中、脑梗死。如果情绪不稳定又有肝气虚的情况,就会引起虚脱。因此,男性保持情绪的稳定和心态的平和是养肝的重中之重。

过度疲劳,肝脏"吃不消"

很多年轻的男性朋友经常加班熬夜,工作后会有强烈的疲劳感,利用周末时间赶快补觉却发现怎么睡都睡不够。其实这就是肝脏对身体过度疲劳发出的警报。

适度的疲劳能够提醒男性保证充足的休息时间,好好地睡一觉,如果是长期或者过度的疲劳,当你睡很久后还是会感觉全身乏力,可能是肝脏受到了损伤。因此,男性保养肝脏已经刻不容缓,请立即从日常作息开始,避免过度疲劳给肝脏带来的伤害。

男性应该怎么做,才能避免过度疲劳对肝脏带来的伤害呢?

(1)保证充足的睡眠。

(2)调整好工作心态,要求不要过于严苛,量力而行地制订工作计划。

(3)积极进行体育锻炼,培养多种兴趣爱好,学会释放压力。

(4)维持良好的人际关系,多与朋友、家人交流、沟通。

(5)多补充营养,适时补充一些益于肝脏健康的食物。

干!干!干!小心喝出酒精肝

男性朋友尽量不要喝酒,如果喝酒也要适可而止,莫要伤及肝脏,小心喝出酒精肝。科学研究指出,正常肝脏含脂量为3%左右,含脂量一旦超过5%就会成为脂肪肝,由饮酒引起的叫作酒精性脂肪肝,简称"酒精肝"。近年来,患有酒精肝的男性数量持续上升,年龄也趋于年轻化。慢性嗜酒者发生酒精肝的概率超过50%,还可以增加癌变的概率。

酒精在人体内代谢产生乙醛,它对肝细胞的毒性作用十分巨大。大多数的嗜酒男性并不知道自己患上了酒精肝,等出现疼痛、无力、恶心呕吐、腹胀、腹泻等症状的时候,可能已经产生了酒精肝炎。从最初的酒精肝、酒精肝炎、酒精肝纤维化到酒精肝硬化,甚至肝癌,这就是肝脏逐步坏死的全过程。因此,男性朋友远离酒精就是远离酒精肝,也就是远离癌症。

有些男性朋友习惯于每天喝一点白酒,小酌几杯。那么,究竟喝多少白酒才会造成酒精肝呢?临床研究表明,一般男性的肝脏能承受每天40克的酒精,这个量相当于100毫升50°的白酒。超过这个量,就很可能引起男性酒精肝。此外,酒精还会加速乙肝等病毒性肝炎转化为肝硬化的过程。患有酒精肝和病毒性肝炎的男性切忌饮酒。

此外,早期酒精肝的男性可能存在一个误区:得了脂肪肝,还敢吃肉吗?酒精肝不是营养过剩导致的,是因为大量酒精对肝脏造成了伤害。患有酒精肝的男性,要注意营养均衡,多吃些富含维生素的蔬菜、水果和瘦肉、鱼肉、牛奶等,通过改善肝脏的营养状况,以减缓其向肝硬化发展。

如何才能让硬化的肝软下来

肝硬化在男性临床上是十分常见的慢性肝病。体内病毒、虫积、饮酒、药物等原因长期损害肝脏,导致肝脏细胞变性、坏死、变形、变硬成为肝硬化。

早期肝硬化会因为肝脏代偿功能较强不会有明显的症状,到了中后期会出现肝功能损害和门静脉高压等症状。肝硬化后期还可能会引起上消化道出血、肝性脑病、继发感染、脾功能亢进、腹水、癌变等并发症。

针对患有肝硬化的男性,如何进行早期的治疗,让硬化的肝脏软下来呢?

1. 药物治疗

严格按照医生的指导,进行科学合理的治疗,适当采用药物或者物理的方式,治疗肝硬化。

2. 注重饮食

肝硬化的患者饮食原则是高热量、高蛋白质、高维生素和易于消化的食物,严格限制高脂肪食物的摄入。肝硬化患者的饮食提倡低盐清淡,不宜进食过热、过于生冷或辛辣的食物。

3. 心理治疗

当男性的肝脏受到损伤时,情绪上就会出现很大的变化,这个时候应该适当地进行一些心理疏导,放下思想负担,振奋精神,积极进行治疗,以早日恢复健康。

▣ 男性不可忽视的直肠问题

清洁肠道,让你的肠道少一些负重

肠道是人体内最庞大的免疫器官和排泄器官。因此,肠道的运作状态和男性的身体健康息息相关。由于工作和生活节奏加快,越来越多的男性缺乏体育锻炼,加之经常应酬摄入了许多不利于身体健康的食物。久而久之,这就加重了肠道的负担,如果分解后的废弃物不能顺利地排出,就会严重影响男性的身体健康。

男性朋友可以每个月抽出一天的时间,给你的肠子"洗洗澡",清洁一下肠道,减轻一下肠道的负担。清洁肠道是为了刺激肠道蠕动,软化和清除粪便,排除肠内积气,减轻腹胀。

那么,男性朋友应该怎样清洁肠道呢?

1. 选取时机

男性朋友可以选择周末的某一天,时间充裕、身心放松的早上最好。在清洁肠道之前一定要空腹,不可以吃或者喝任何东西。

2. 选取饮品

一般情况下,选用纯净水即可,如果有条件,最好选用甜菊红茶。甜菊红茶是一种新型的速溶功能饮料,最重要的是,甜菊红茶提取了甜叶菊和红茶的精华,不含有任何药物,纯天然制剂煮成的茶水不被肠道吸收,有很好的清肠作用。

3. 煮茶

预先准备 1.5 升瓶装的纯净水,将水倒入水壶,煮沸。然后加入速溶性的甜菊红茶颗粒(约 1/3 水的重量),使之快速溶解,溶解后冷却至适合饮用的温度,不宜过烫。

4. 喝茶

将冷却好的茶水倒入 1.5 升的瓶中,装满为止。喝茶这一步是清洁肠道的关键。最好是用瓶子直接喝,一饮而尽,快速地喝掉 1.5 升甜菊红茶。如果不能一饮而尽,也可以分几次大口快速地喝完,时间最好控制在 5 分钟以内,不可以细细品尝。

5. 按摩腹部

喝完茶后不可以躺或者坐,一定要站着。可以站着一边看电视,一边用双手轻轻交替拍打和按摩腹部,加快刺激肠道的蠕动,直到出现排便反应。

6. 排便

喝完甜菊红茶后的反应时间因人而异,一般在15～30分钟会出现排便反应。通常先是正常大便,然后是稀便,最后是水便。有的男性宿便比较严重,能够看到排出黑色的东西,最后排出的是茶水。

由此可以看出,甜菊红茶没有被小肠吸收,最终经过了整个肠道的旅行并对肠道做了清洁工作。男性朋友可以用一个上午来享受痛快淋漓、清洁肠道的美妙感觉。虽然清洁肠道的方法是通过排泄来实现,但是不等同于吃药腹泻的感觉,没有任何的痛感,只有你亲身体验过后才能明白。

远离直肠癌,预防工作是关键

如果直肠组织细胞受到病毒或者疾病的侵袭发生恶变就会形成直肠癌。男性朋友随着生活质量的提高,直肠癌的发病率也在逐年增加。医学报道大肠癌(结肠癌和直肠癌)的发病率仅次于肺癌和胃癌,居人类癌症发病率的第三位。有专家预测,直肠癌的发病率上升趋势明显。

因此,男性要远离癌症,就要做好预防工作。男性需要做些什么才能够有效地预防并远离直肠癌呢?

1. 调整饮食,合理健康

男性朋友应该多吃含纤维素高的新鲜蔬菜和水果;适当摄入脂肪和蛋白质,不宜吃得过于油腻;还应该适当喝一些酸奶,摄入肠道有益菌,调节肠道菌群,以减少或避免肠道炎症的发生,进而降低直肠癌的发病率。除此之外,男性还要进行适当的运动,以增强自身的免疫力。

2. 轻微不适,及时就医

男性在发现自己大便习惯改变或者经常伴有腹泻、便秘和排便不畅等不适的感觉时,不要轻视,应该及时就医。通过医生的指导,规范用药,解决当前身体状况,不给癌症可乘之机。

3.定期体检,及早预防

定期体检是男性远离癌症最关键的一步。通过定期体检,可以发现身体存在的问题,早发现、早治疗,才能降低癌症来时的危害,提高治愈率。因此,男性朋友一定要未雨绸缪,为远离直肠癌做好准备。

宿便,危害身体的万恶之源

食物经过人体内的代谢产生的废弃物大部分会通过肠道排出体外,当有些废弃物在肠道内长期停滞淤积时就会形成宿便。宿便长期堆积在肠道,无法排出体外会对男性造成很大的伤害。宿便不仅能够引起常见的肠道疾病,而且还会引发其他系统出现障碍,严重的会形成癌症。

那么,宿便会给男性带来哪些身体危害呢?

1.宿便引起肛肠疾患

男性便秘时,排便会产生困难,可以直接引起或者加重肛门直肠疾患。例如,直肠炎、肛裂、痔等。

2.宿便引起胃肠神经功能紊乱

男性便秘时,粪便滞留,有害物质被再次吸收,可引起胃肠神经功能紊乱而致食欲不振、腹部胀满、肛门排气多等表现。

3.宿便形成粪便溃疡

男性体内较硬的粪块压迫肠腔,从而阻碍了结肠的扩张,使得直肠或结肠受压而形成粪便溃疡,严重者会引发肠穿孔。

4.宿便易导致结肠癌

宿便可能携带致癌物质,如果长期不能排出就有可能使致癌物质发生恶变。据资料表明,约 10% 严重便秘者患有结肠癌。

5.宿便诱发心脑血管疾病发作

中老年男性因宿便排不出,便会用力增加腹压,如果还是不能顺利排出,就可能诱发心绞痛、心肌梗死发作、脑出血、脑卒中、猝死等。

6.宿便引起性生活障碍

由于男性长期用力地排便会使直肠感到疲劳,肛门肌肉收缩过紧,易导致不射精或性欲减退,性生活没有高潮。

7.宿便影响大脑功能

男性存在宿便时,代谢废弃物有一部分会长期滞留在肠道,从而产生一些有害物质。若有害物质扩散到中枢神经系统,就会干扰大脑的正常功能,导致记忆力下降、注意力分散、思维迟钝等。

正如上面所说的,宿便已经成为危害男性身体健康的万恶之源。只有及时地清除宿便,排出体内废弃物,男性才能拥有一个健康的体魄。

清除宿便,防止便秘,试试这几招

既然我们已经了解到宿便给人带来了极大的危害,那么清除宿便就成为男性必须面临的问题。如何清除体内宿便呢?男性朋友不妨试试以下几招。

1. 常饮西梅汁

西梅汁在西方被称为"人体清道夫"。西梅富含膳食纤维、果胶等。男性经常喝西梅汁可以帮助促进肠胃的蠕动,增加排便次数,还能够有效地缓解或者防止便秘的发生。

2. 魔芋配蜂蜜

可将魔芋榨汁后放在锅中熬成糊,用蜂蜜调和食用。男性朋友如果坚持每天早晨空腹喝两勺,就能够有效防止便秘,长期服用可以清除体内宿便。

3. 早上喝一杯开水

起床后喝一杯开水,能够直达肠道,促进大便排出,帮助清除便秘。

4. 揉腹治便秘

左手在下,右手在上,以肚脐为中心沿着顺时针方向和逆时针方向各按揉 36 次,早上起床或者晚上睡觉前都可以进行。男性坚持按揉腹部能够促进肠道蠕动,排出宿便。

5. 排毒餐

男性每周可以给自己安排一个排毒餐,也可以和家人一起排毒。医生指出,周末一公斤排毒餐可利用大量纤维质清洗肠道,无须节食,便可以痛快地排出宿便。

一公斤排毒餐安排如下。

(1)周五晚上:吃 500 克蒸熟的地瓜,要带皮吃,还要喝 250 克的酸奶,最后吃两个苹果。

(2)周六晚上:吃 500 克蒸熟的地瓜,同样带皮吃,喝 250 克酸奶。

(3)周日早上:享受痛快排出宿便的喜悦。

膳食、饮水加运动:清肠通便三重奏

汉代中医提出了"腑气不通致衰"的理论:"欲得长生,肠中常清;欲得不死,肠中无滓。"由此可见,保持肠道通顺不仅有利于男性身体健康,还能够帮助男性延年益寿。

那么如何保持肠道通畅呢? 现代医学提出了清肠通便三重奏。

1. 饮食

男性要多吃粗粮,从中摄取充足的食物纤维。除了粗粮外,如牛蒡、胡萝卜等根类蔬菜食物纤维的含量也很丰富,男性也应该多食用一些。

2. 饮水

水分可以软化大便,从而保证肠道通畅。男性每天至少要摄入 2 升以上的水分,相当于普通水杯的 7～8 杯。男性在饮水时还要注意水温,最好选择 20℃～30℃ 的白开水,不宜过凉也不宜过热。

3. 运动

男性应该多参与一些有氧运动,通过增加运动量来增加肠道消化和排泄的能力,以便于清肠通便。

❖ 困扰男性健康的其他常见问题

按摩脚心除尿频,做"爽快"男性

我国中医认为,男性小便次数频繁主要是"肾气不固,膀胱约束无能,其化不宣所致"。所以说,想要做"爽快"的男性,就应该先调理好肾脏。那么,按摩脚心怎么能够调理肾脏,并且消除男性尿频呢?

传统中医认为,脚心的涌泉穴直通肾经,而涌泉穴是浊气下降的地方。男性经常按摩脚心的涌泉穴可以益精补肾,强身健体,防止早衰,并能舒肝明目,促进睡眠。尤其是对肾亏引起的眩晕、失眠、耳鸣、咯血、鼻塞、头痛,还有尿频、尿急等都有一定的疗效。

按摩脚心的方法是:首先临睡前用温水泡脚,然后双手相互摩擦变热之后左右交叉按摩脚心,每次按摩100下左右,以双脚搓热为宜。

男性朋友坚持此法,能够提升肾脏功能,有效地改善尿频等症状,对中老年男性常见的虚热证效果更明显。

艾草酒汁,呵气如兰不是梦

有的男性朋友存在口臭的现象,在与人相处沟通的时候,会倍感尴尬。也许你去了医院,但是效果却不理想。此时不妨试试用艾草泡酒喝来去除口臭。

艾草是十分常见的中药材,用艾草泡酒绞汁服用就能够消除口臭。其具体做法是:取艾草新叶洗净,在日光下暴晒后备用。将艾草放入准备好的大容器中,用清酒装满容器,浸泡4~5天。之后把艾草取出,绞汁一杯,和少许蜂蜜或等量的白开水兑匀食用。假如男性在睡前服用,隔天即可去除口臭,坚持使用呵气如兰不是梦。

男性平常吃一些带异味的食物,如大蒜等都是可以用艾草汁去除的。像有些胃溃疡等内脏器官病变引起的口臭是除不掉的,此时男性朋友就应该尽快到医院接受治疗了。

此外,艾草还可以做"艾叶茶""艾叶汤""艾叶粥"等,经常食用艾草可以增强人体对疾病的抵抗力。

大蒜也能治溃疡

现代医学研究表明,大蒜内有 100 多种药用和保健成分,想要发挥大蒜的最佳保健功效,最好还是生吃大蒜。因为,熟后的大蒜活性物质和有效成分大多遭到破坏。

大蒜中含有的硫化合物具有较强的抗菌消炎的作用,特别是针对多种球菌、杆菌、真菌和病毒等均有抑制和杀灭作用。在治疗口腔溃疡方面,大蒜也有奇效。很多男性把口腔溃疡当作小事,只是吃些去火药,这都无济于事。男性朋友可以尝试用大蒜来治疗口腔溃疡。大蒜能够有效杀灭引起溃疡的真菌,还能够为口腔消炎,帮助伤口愈合。

用大蒜治疗口腔溃疡有以下几种方式。

(1)将生蒜含在口中,然后嚼碎,用舌头将蒜涂抹在溃疡处。

(2)把蒜拍成蒜泥,然后加适量水兑成蒜汁,利用喷雾装置喷到口腔里。

(3)选用新大蒜,将大蒜表皮撕掉,取包裹蒜瓣的透明薄膜敷在口腔溃疡处。

中医妙方治疗脚气和脚臭

大多数男性都比较爱出汗,身体上出汗可以找个地方坐下凉快一下,可是脚底下出汗了就不能这么随意了。久而久之,每个男性脚上多少都会有一些异味。轻一点的可能只有一些脚臭味,严重的会促使脚底真菌大量繁殖,还有可能导致皮肤溃烂。因此,男性只有摆脱脚气和脚臭,才能让自己的双脚更好地为自己服务。

中医上有很多妙方是治疗脚气和脚臭的,下面为男性朋友一一介绍。

1. 开水泡脚法

所谓的开水,温度一定要在 60℃ 以上。特别是在睡前,用高温开水泡脚 15 分钟左右,效果是最理想的。在高温下,脚底细菌、真菌、尿素等污垢都无法逃避高温的杀伤力。用开水泡脚时一定要注意水温,不要过高,以免烫伤。在泡脚的过程中,可以加入少量的食盐,这样可以快速除去脚臭和治脚气。

2. 葛根泡脚

葛根是一种十分常见的药物,其作用十分强大。葛根除了可以快速除脚臭和治脚气以外,还可以升阳解肌,透疹止泻,除烦止渴。准备葛根 15 克,将其磨成粉末,加少许白酒,然后再加适当的水并烧到 60℃ 左右。男性朋友只要能坚持用葛根泡脚,每天一次,大概半个月就能够药到病除。

3. 白萝卜泡脚

白萝卜富含大量的微量元素和维生素,可以治疗很多由缺乏维生素导致的脚气症状。白萝卜泡脚的方法很简单:准备三个白萝卜切片入锅,加入大量清水煮开,把白萝卜里的营养素都熬出来。待水冷却后,坚持用这个水泡脚,早晚各一次,一周左右脚气和脚臭就基本消失了。

当然,中医的小妙方也不是万能的,具体情况还得具体对待。这里给男性朋友介绍几种以做参考,男性朋友要想彻底地去除脚臭、治好脚气,最好还是到医院采取正规的方法治疗。

第2讲
职场男性健康保健

职场男性健康须知

职场男性如何做好健康保健

随着生活节奏的加快，慢生活已经成为职场男性的一种奢望。为了保证一定的生活水平，职场男性几乎把自己所有的精力都投入到了工作中。每天面对繁忙的工作，可以用来运动和调节身心健康的时间也越来越少，这就大大降低了男性的健康程度。所以，为了健康着想，职场男性应该做好健康保健工作。同时，由于职场男性大部分的时间都是在办公室里，所以，最好的办法就是在上班时间随时进行健康保健。

1. 伏案工作时

职场男性大部分时间都坐在椅子上工作，因此让自己保持一个正确的坐姿是非常重要的。选择一把有靠背和扶手的椅子，工作的时候，一定要让自己的两前臂保持平行，膝盖与脚呈90°。另外，还可以在后背垫上一个柔软的靠垫，以增加舒适度。

2. 打印、复印文件时

打印、复印文件的时候，可以在等候的过程中放松脖子和肩膀部位的肌肉，有节奏地左右转动头部、伸展四肢等，这些动作都可以大大缓解伏案工作时给身体造成的压迫和不适。

3. 喝茶或咖啡时

工作一段时间后就起身去给自己冲杯茶或者咖啡。冲茶或者冲咖啡的时候可以单腿轮流站立，最大限度地抬高一条腿；或者双腿并拢站立，弯腰，用自己的双手掌触摸地面。

4.尽量少乘电梯

中等强度的锻炼可以加强心脏功能。因此要尽量少搭乘电梯,改为走楼梯。如果你的办公室在10层以下,那么每天上下班步行上下楼就是最好的锻炼方式。

5.午餐休息时间

吃完午餐不要急于回到办公室工作。吃完午餐后可以进行一个短距离的散步,这样不仅有助于消化,而且可以帮助自己放松身体各个部位以及心情。

6.做下蹲运动

工作两个小时后,可以做一做下蹲运动。双脚分离,距离与两肩宽度相等,然后双手扶着椅子慢慢下蹲,随后起身站立。如此反复做12次,休息片刻后继续做12次。该运动可以增强大腿和背部肌肉强度,大大缓解疲劳感和紧张感。

职场男性最需要保养的部位

随着工作强度的加大和保健意识的降低,很多男性不管是身体素质还是心理素质都呈下降趋势。所以,为了自己的身心健康,职场男性应该注意保养以下几个关键的身体部位。

1.前列腺

据有关研究表明,职场男性的前列腺疾病正在越来越年轻化和普遍化。前列腺疾病是男性的健康杀手,其原因是雄性激素类固醇分泌的改变而使尿道周围的腺体增大。增大的前列腺被压成扁平状,进而压迫膀胱而导致排尿困难。在工作繁忙的职场中,很多男性都忽视了前列腺问题的严重性。为了避免病情加重,职场男性应该重视前列腺,如有不适要及时去医院进行检查并治疗。

2. 心脏

据临床统计,男性患心肌梗死而入院治疗的人数是女性的7～10 倍。该病主要是由于过多的脂肪及大量吸烟、饮酒造成的。此外,工作紧张、情绪烦躁、心理压力大也是主要病因。

3. 胃

医学研究发现,男性胃病的发病率比女性高 6.2 倍,胃痛、呕吐、呕血、反酸等都是职场男性常患的胃病症状。这与男性喜欢饮酒、抽烟、喝咖啡,在餐桌上狼吞虎咽,经常暴饮暴食等不良生活方式有很大的关系。

4. 直肠

患直肠癌的男性数量明显多于女性。男性一般进食脂肪和蛋白质比女性多,医学研究表明,在缺少含充分的纤维素食物的同时,食用过多的脂肪和蛋白质是引发直肠癌的一个重要原因。

5. 肝脏

在慢性肝炎病患者中,男性是女性的 4 倍。其主要原因是饮酒造成的。肝脏每日最多只能分解、转化 60～80 克酒精,超过此量就会损害肝脏。另外,高脂肪食品对肝脏也很不利。

总之,职场男性应该明白自己的身体不是强大无比的,它也会受到疾病的侵袭。所以,平时一定要做好健康保健,保护好这五个部位。这五个部位保持健康状态,自己才会拥有一个好的身体。

职场男性需要注意的心理问题

随着心理学的日益成熟,心理问题已经得到越来越多人的重视。对于职场男性来说,心理问题不仅关系着个人的健康状态,还会在一定程度上影响个人的职业生涯。如果不能正确面对和解决自己的心理问题,职场男性将会掉入职业陷阱,甚至葬送自己的职业生涯。

那么,职场男性应该注意哪些心理问题呢?

1. 悲观

部分职场男性可能会成为典型的悲观论者,喜欢杞人忧天。采取行动之前,他们会想象一切负面的结果,因而感到焦虑不安。这种人如果担任主管,会遇事拖延,按兵不动。因为他们太在意荣辱,甚至担心部属会有意见,让自己难堪。

2. 自卑

这种职场男性虽然聪明、有历练,但是一旦被提拔,反而毫无自信,觉得自己不能胜任。他们的核心信念是"我的能力还无法胜任",尤其是出现挫折和挑战的时候,他们这种自我破坏与自我限制的自卑心理就占了上风。

3. 狂妄

这种职场男性无法正确认识自己,他们在找工作时,不是有名的企业就免谈,否则就自立门户。如果能有幸进入大企业,他们大多会毛遂自荐,要求负责自己无法胜任的工作。如果任务无法完成,他们不仅不会反思自己,反而想用更高的功绩来弥补之前的承诺,结果就成了常败将军。

4. 完美主义

这种职场男性比较喜欢出风头,在稳定的工作领域中,他们总是会高调地表明自己的立场,生怕他人忽略了自己,这恰恰暴露出了他们内心的不自信。这样的职场男性比较要强,不仅时时要求自己做到完美,还严格要求别人达到他的水准,这往往会形成他人对其敬而远之的尴尬局面。

5.专制

这种职场男性言行强硬,毫不留情,就像一台推土机,凡阻挡去路者,一律铲平。这种职场男性因为横冲直撞,攻击性过强,不懂得绕道的技巧,结果可能影响了自己的职业生涯。

6.非黑即白

这种职场男性判断事情的标准很简单,他们眼中的世界非黑即白。他们往往觉得一切事物都应该像有着标准答案的考试一样,具备客观的评价系统,不是一就是二,不是 A 就是 B。他们总是觉得自己在捍卫信念、坚持原则。但是很多时候那些所谓的原则,在别人看来却无足轻重。这种职场男性的价值观和人生观常与自己的职场发展产生偏差,导致自己孤军奋战,常打败仗。

7.机械

这种职场男性的思想比较固执。他们不太了解人性,很难了解恐惧、爱、愤怒、贪婪及怜悯等情绪。他们在通电话时通常连招呼都不打,直接切入正题,缺乏将心比心和换位思考的能力。他们往往会把情绪因素排除在决策过程之外,这也是造成其行为和心理都比较机械的原因。

总之,面对各种各样的心理问题,职场男性一定要以积极的心态正视它们,然后克服和解决它们,这样才能让你的职场之路走得更加顺风顺水。

电脑族的养生保健技巧

如今,电脑已经成为人们日常生活和工作中必不可少的一部分。虽然电脑给人们的生活和工作带来很多便利,但是因电脑而产生的种种健康问题,也给人们的生活造成了很多压力和烦恼,甚至是痛苦。

据有关医疗机构调查显示,常用电脑的人中感到眼睛疲劳的占 83%,肩酸腰痛的占 63.9%,头痛和食欲不振的分别占 56.1%和 54.4%,其他的不良反应还包括神经失调、忧郁症、动脉硬化性精神病,等等。

那么,面对电脑给我们带来的种种健康问题,我们应该如何应对呢?下面介绍电脑族需要学会的养生保健技巧。

1. 坐姿和操作姿态保健

(1)正确的坐姿没有固定的标准,应当以适合自己的舒服坐姿为宜,一般应遵循"三个直角"的原则:手臂和肘关节是第一个直角,大腿和后背是第二个直角,电脑桌下膝盖处形成第三个直角。

(2)养成正确操作电脑的姿态和指法,打字要保持手腕自然松弛,不要图舒服把手腕搭放在操作台的边缘,长时间工作后应该活动一下手腕,使之放松。

2. 视力保健

注视电脑显示屏时间过长,眼睛容易疲劳、干涩、充血,以及视力减退等。避免上述情况的最好方法是工间休息,勿连续工作,同时还要养成经常远眺的习惯。此外,还要注意以下保健措施。

(1)多喝水。在办公室,尤其是在开着空调的办公室中,应特别注意水分的补充,多喝水可以有效地改善眼睛黏膜的干涩状态。

（2）冷、热敷。在工间休息时，可以使用冰敷与热敷交替的方式舒缓眼部，但不可以冰到或压到眼球，热敷也是一样，一次不超过 5 分钟，可以配合眼睛上下左右的旋转。多做几次，能促进眼睛周围的血液循环，这对于改善因疲劳造成的黑眼圈也有很好的效果。

（3）常备滴眼药、人工泪液。若眼睛干涩、发痒，先将眼睛闭起来休息几分钟，再睁开，千万不要用手去揉眼睛，然后滴入适合自己体质的滴眼药或人工泪液，再闭目几分钟，情况会有较大程度的缓解，但一天内使用最好不超过 5 次。

3. 脑保健

常用电脑会引起记忆力减退，下面几种简单便捷的方法可以缓解这种症状。

（1）睡前平躺在床上，全身放松，将头部放在床沿以下，缓解大脑供血及供氧的不足。同时，保证充足的睡眠也非常重要。不论工作多么繁忙，每日尽可能保持 8 小时的睡眠，而且要尽量保证睡眠质量，使大脑皮层的血液循环得到适时的调节。

（2）随身备一把梳子，不时用木质梳子梳头，以达到头部按摩的效果，这样有助于缓解大脑疲劳，振奋精神。

（3）改变不健康的饮食结构，多食用健脑食品，如鱼类、鸡蛋、动物肝脏、小米、大豆等。

4. 局部保健

电脑族利用工间休息时间做一下局部按摩，可以有效地缓解身体的疲劳状态和促进血液流通。

（1）做颈椎保健操。具体方法是：双手叉腰，放慢呼吸，缓缓低头使下巴尽量接近第一颗领扣；再仰头，头部尽量后仰；随后是左、右歪头,耳垂尽量达到左右肩峰处;左右转颈,颏部尽量接触肩峰。上述动作,可按节律(默数到8)反复8次。

(2)不时地甩甩手,抖一抖手腕,也可以预防和治疗"鼠标手"。

(3)从按摩指尖开始向上按摩到前臂,不时地向上举起疲惫的双臂、颤动的手指,以帮助静脉血液更好地回流。

另外,经常做扩胸、旋肘、拍肩运动,对预防"电脑脖"和"鼠标手"也大有好处。

5. 熬夜保健

职场男性熬夜加班早已是司空见惯的事情,但熬夜也是大有学问的,如果不注意熬夜保健,时间久了,铁打的身体也会垮。下面几种熬夜保健知识,爱开"夜车"的职场男性可以借鉴一下。

(1)保证晚餐的营养丰富,鱼类、豆类产品有补脑健脑功能,应纳入晚餐食谱。夜宵不宜吃泡面来填饱肚子,以免火气太大,最好以水果、面包、清粥、小菜来充饥。

(2)熬夜过程中要注意补水,可以喝枸杞大枣茶或菊花茶,既补水又有去火功效,还可以解压、明目。

(3)熬夜前要先把脸清洗干净,清除掉脸上白天积攒的油渍,以免在熬夜的煎熬下脸上长满痘痘。

(4)熬夜之后,最好的保护措施自然是"把失去的睡眠补回来",第二天午间小憩十分重要,但不要白天大量补觉,这样容易打乱原来的生物钟。

建议不论熬夜多晚,第二天都要按时起床,可抽空或中午小憩一会来缓解加班熬夜的困倦,但晚上的睡眠仍宜晚上补。

除了以上的保健方法外,和朋友一起打打球,跑跑步,多去户外运动一下,也都有助于电脑族的身体健康和精神愉悦。

"电脑脖"的预防和治疗

21 世纪属于网络的时代,所以,电脑已经是很多职场男性必不可少的工作用具。为此,因电脑而产生的各种疾病也开始普遍起来。其中比较广泛的一种疾病就是"电脑脖"。

形成"电脑脖"的主要原因是长时间低头工作,颈部长期保持一个固定的姿势,导致颈部血液循环不良,颈部肌肉僵硬,此时如果受到外界的凉风侵袭以及头部的剧烈运动,颈部的关节还会产生错位,造成颈椎椎间盘突出和椎间盘狭窄,久而久之,就形成了"电脑脖"。

形成"电脑脖"会给我们的生活造成很大的不便。所以,对于长时间使用电脑的职场男性来说,预防"电脑脖"就显得异常重要。

1. 预防"电脑脖"的方法

下面几种方法可以有效地预防职场男性患上"电脑脖"。

(1)注意工作姿势。

操作电脑时坐姿应坚持 3 个 90°:上半身应坚持颈部竖直,两肩自然下垂,上臂贴近身体,肘部屈曲 90°操作键盘或鼠标;下半身腰部可靠在椅背上,坚持挺直,腰部和大腿呈 90°;膝部自然弯曲呈 90°,双脚平放于地面或放在一个小板凳上,不要交叉双腿,以免影响血液循环。

(2)改善办公室桌椅的高度。

电脑桌椅应该保持一个合理的高度,显示屏的高度也要合适,以双眼平视电脑屏幕上方位置为宜,并与显示屏保持恰当的距离,同时,座椅最好有支撑性椅背及扶手。

(3)键盘和鼠标应在合适的位置。

用电脑时,键盘和鼠标放在身体正前方,并靠近身体。操作键盘或鼠标时,尽量使手腕保持水平姿势,手掌中线与前臂中线应保持一条直线。

2. 治疗"电脑脖"的保健操

如果不幸患上了"电脑脖",就要及时治疗,以免病情加重留下后遗症。那么,什么样的治疗才是快捷有效的呢?下面为职场男性提供了一套治疗"电脑脖"的保健操。

(1)基本姿势。

每次做各项训练动作前,先自然站立,双目平视,双脚略分开,与肩同宽,双手自然下垂,全身保持放松状态,这是做操前的状态。

(2)前俯后仰。

双手叉腰,先抬头后仰,同时吸气,双眼望天,停留片刻;然后缓慢向前胸部位低头,同时呼气,双眼看地。做此动作时,要抿住嘴巴,使下颌尽量紧贴前胸,停留片刻后,再上下反复做四次。动作要旨是舒展、轻松、缓慢,以没有痛苦感为宜。

(3)举臂转身。

先举右臂,手掌向下,抬头目视手心,身体慢慢转向左侧,停留片刻。在转身时,要保持脚跟同时转动45°,身体重心向前倾,然后身体再转向右后侧。旋转的过程中要缓慢吸气,回转时慢慢呼气,整个动作要缓慢、协调。转动颈、腰部时,以不能继续转动为最佳。静止片刻后再恢复自然式,然后换左臂。而换左臂时,放下的手要沿耳根慢慢压下,换好手臂后同样再做,来回反复做两次。

（4）左右旋转。

双手叉腰，先将头部缓慢转向左侧，同时吸气于胸，让右侧颈部伸直后，停留片刻，再缓慢转向左侧，同时呼气，让左边颈部伸直后，同样停留片刻。这样反复交替做四次。

（5）提肩缩颈。

从做操前的状态开始，双肩慢慢提起，颈部尽量往下缩，停留片刻后，双肩缓缓放下，头颈自然伸出，还原自然。然后再将双肩用力往下沉，头颈部向上拔伸，停留片刻后，双肩放松，并自然呼气。注意在缩伸颈的同时要慢慢吸气，停留时要憋气，松肩时要尽量使肩、颈部放松。回到自然式后，再反复做四次。

（6）左右摆动。

从做操前的状态开始，头部缓缓向左肩倾斜，使左耳贴于左肩，停留片刻后，头部返回中位；然后再向右肩倾斜，右耳贴于右肩，停留片刻后，再回到中位。这样左右摆动反复做4次，在头部摆动时需吸气，回到中位时慢慢呼气，做操时双肩、颈部要尽量放松，动作以慢而稳为佳。

（7）波浪屈伸。

从做操前的状态开始，下颌往下前方波浪式屈伸，在做该动作时，下颌尽量贴近前胸，双肩扛起，胸部前挺，双肩往后上下慢慢运动。下颌屈伸时要慢慢吸气，抬头还原时慢慢呼气，双肩放松，做两次停留片刻；然后再倒过来做下颌伸屈运动，由上往下时吸气，还原时呼气，做两次，正反各练两次。

要注意的是，整个保健操最好在柔和的音乐下缓慢地练习，大约15分钟即可。同时，动作要缓慢、协调，把肌肉慢慢地绷紧并显露出来,然后再做适量的放松动作,觉得累的时候要适当休息。如果刚开始做时动作不规范,要注意循序渐进,不可急于求成,以免对颈椎等部位造成更大的伤害。

"鼠标手"的预防和治疗

"鼠标手"和"电脑脖"一样,是一种日渐普遍的现代文明病。如今,很多职场男性每天长时间地接触、使用电脑,他们在使用的过程中重复在键盘上打字和移动鼠标,手腕关节因长期密集、反复和过度活动,导致出现食指和中指僵硬疼痛、麻木,拇指肌肉无力感,以及腕部肌肉或关节麻痹、肿胀、疼痛、痉挛等症状。

"鼠标手"如果不及时治疗,还会产生手部功能受损、力量减弱等不良后果。所以,最明智的方法还是以预防为主。

1. 预防"鼠标手"的办法

(1)选择合适的鼠标垫。

合适的鼠标腕垫可以使上述情况大大减轻,选择时应选用棉布质地的、稍微矮一点、使手臂不会悬空的鼠标腕垫。与其他材质的腕垫相比,它的好处在于:吸汗且手感舒适,能减轻腕部所受的压力。腕垫面积最好不要太小,以手腕能在上面灵活移动为佳。

(2)用臂力移动鼠标。

移动鼠标时不要使用腕力,尽量靠臂力移动,这样能够减少手腕用力;每工作40分钟到1个小时,就停下手中的工作做一些握拳、手指用力张开等动作,以降低"鼠标手"的患病率。

(3)常用左手操作鼠标。

适当换左手使用鼠标,是缓解"鼠标手"的好办法。英国一项研究也证明,经常换手使用鼠标,还能提高人的智商。

2.治疗"鼠标手"的保健操

如果职场男性不幸患上了"鼠标手",那就要通过及时、适当的治疗来缓解这种病状。下面几种方法都是比较简单有效的治疗措施。

(1)用手表做辅助器械,按顺时针和逆时针转动手腕25次。这样可以有效地缓解手腕肌肉的酸痛感。

(2)吸足气用力握拳,用力吐气,同时依次伸开小拇指、无名指、中指、食指、大拇指。左右手各10次。这样做可以有效地锻炼手部关节,舒缓僵硬状态。

(3)手握带有负重的水瓶,首先手掌向上握水瓶,做从自然下垂到向上抬起动作,然后是手掌向下握水瓶,做从下到上的运动,各25次。这样做是为了锻炼腕屈肌,缓解手腕部位的痉挛感,防治腕关节骨质增生,增强手腕力量。

(4)舒展身体各部位时,也要用力展开双手的五指,每次20~30秒,做2~3次。这样做可以促进血液循环,增强关节抵抗力。

(5)双手持球(如小皮球),或持手掌可握住的事物(如苹果),上下翻动手腕各20次。球的重量可依自己力量而定。这样做可以增强手腕力量,锻炼肢体协调能力。

(6)用一只手的食指和拇指揉捏另一只手的手指,从大拇指开始,每指各做10秒,平稳呼吸。这样做不仅可以缓解腕关节的痉挛感,还可以促进血液循环,放松身心。还可以采用双掌合十,前后运动摩擦的方式来缓解"鼠标手"的症状。

总之,所有的治疗方案都是贵在坚持,只有坚持下去,才能让自己的"鼠标手"得到有效的缓解和恢复。

⊠ 健康保健注意事项

一双鞋子穿到底的危害

男性不像女性那么热衷购物,对自己的双脚也缺乏关爱。"一双鞋子穿到底"往往是大多数职场男性的通病,这正是男性的执着,也是男性的可爱之处。

1.危害

"一双鞋子穿到底"其实对职场男性的伤害很大。

(1)使局部皮肤变厚。

一双鞋穿的时间久了,经受长期的挤压摩擦,再好的鞋子也会变形。变形的鞋子会让足底、指间、指背和小指外侧部位因长期受摩擦和压迫,使局部皮肤角质层增生,形成厚茧。"鸡眼"就是在厚茧的基础上发展形成的。一旦形成"鸡眼",走路的时候就会特别疼痛,如果"鸡眼"发生破损,还会出现皮肤溃疡和感染。

(2)影响食欲。

日本医学界有一份报告称,人的健康与穿鞋有关。长期穿一双鞋会妨碍血液循环和新陈代谢,从而影响人的食欲。

专家认为,脚是人的"第二心脏"。我们的脚上汇集着许多经脉和穴位,有着与内脏器官连接的神经反射点。如果鞋子不合适,时间长了除了会引起脚的疼痛和不适之外,还会通过神经传导,使人焦躁不安,甚至悲伤、抑郁。当人们有了这些消极的情绪,就可能会对饮食造成影响。专家提议,如果职场男性发现自己胃口不好时,不妨检查一下自己穿的鞋子是否合适。

2. 注意事项

职场男性在穿鞋的时候一定要注意以下两点。

(1)不穿高跟鞋。

职场男性在选择鞋子时,尽量选择鞋跟不高于 4 厘米的鞋。鞋跟太高会使脚掌受力不均衡,也可能会弄伤踝骨。只有合脚的鞋才会让职场男性行动起来健步如飞。

(2)不穿尖头鞋。

职场男性选择鞋子时不要穿鞋头太尖的鞋子,尖头鞋会使踇趾被束缚和挤压,久而久之,就会形成踇趾外翻。当脚趾受到长期压迫,趾甲板的侧缘可能会被压弯,特别容易长进附近的软组织内,从而引起软组织感染发炎,形成甲沟炎。

定期进行身体检查有必要吗

定期体检是一种保障健康的有效手段。特别是对于为事业打拼的职场男性来说,定期进行身体检查是十分必要的。健康体检是一种新的自我保健方式,现在越来越受职场男性的青睐。它从一种被动看病变为主动检查,由消极治疗变为积极预防。身体是职场男性打拼的"资本",定期体检就是职场男性为"资本"升值的过程,将来也会有所收获。

从医学角度讲,疾病的发生可分为以下五个阶段。

1. 易感染期

这个时候疾病还没有来到,但是隐患已经存在了。如果职场男性有超重、肥胖、抽烟、酗酒、血压过高等情形,就一定要引起重视。

2.临床前期

此时疾病因子已在人体内某部位产生病理上的变化,但是还没有任何症状表现出来,人是感觉不到疾病存在的。

3.临床期

这个时期是疾病扩散最迅速的时期,疾病的症状开始逐渐地显现出来。

4.残障期

疾病已经在身体里肆虐,晚期的疾病已经很难治愈了。

5.死亡

当疾病已经不能治愈和控制,它就会破坏人体的功能和代谢情况,最后会导致器官步入衰退期,从而引发人体死亡。

一般情况下,人等到疾病症状出现的时候才会去看医生,这个时候疾病已经进入临床期。大部分的慢性疾病,如果能在临床期之前被发现,及时就医治疗,其治疗效果会远比症状显现后才治疗要好得多,而且康复概率也比较高。假如到了疾病临床期才发现,所花费的时间与精力就会相对地增加,而且治愈率较低。

因此,职场男性应该定期做身体检查。所谓的"定期"就是要每隔一定的时间体检一次。年轻人可以一到两年一次,中老年人最好每半年一次。这样才能通过早期检查,做到早发现,早治疗,才能增加医疗效果,以免疾病继续恶化,保证身体的健康。当然,间隔时间的长短因人而异,重要的是男性要形成这个习惯,以便对自己的身体做到了如指掌。

吸烟对男性身体健康的伤害

人们常说"饭后一袋烟，赛过活神仙。"现在很多男性都烟不离手，严重的还有烟瘾。其实，这都是不科学的。男性吸烟"吸去"的是生命，香烟已经等同于"慢性毒品"，时刻在荼毒着人们的身心。

下面我们来看看吸烟对男性健康的十大危害。

1. 香烟携带病菌

最新研究表明，香烟烟雾会携带大量病菌，这些病菌随男性吸烟而吸入体内，从而在人的机体中潜伏，会引发很多疾病。

2. 吸烟影响性功能

男性吸烟会影响血液循环，使生殖器部位血流量减少，进而导致性功能障碍。2007年我国进行了一项大规模问卷调查发现：20%的男性勃起功能障碍与吸烟有关。中医认为烟草中的尼古丁有抑制性激素分泌及杀伤精子的作用，烟草毒素可阻碍精子和卵子的结合，大大影响了妇女的受孕机会。

3. 吸烟影响睡眠

美国科学家研究发现，早上醒来后，吸烟者依然困倦的概率是不吸烟者的4倍。其真正原因在于吸烟者夜间睡眠过程中，身体无法获得尼古丁。吸烟者虽然表面上看似呼呼大睡，其实睡眠过程多次被打扰，睡眠质量也不高。

4. 吸烟降低药效

服药期间吸烟会影响肝脏酶处理药物的效果。因此，吸烟者有时需要加大药量才能产生相同的药效。而戒烟之后，某些药物的用药量也会随之下降。

5.吸烟导致骨骼脆弱

医学研究发现,烟民每吸烟 10 年,机体骨骼矿物质密度就会降低2.3％～3.3％,骨质密度也会有所降低。骨质密度的下降会导致骨折和骨质疏松症发病率增加。

6."提神烟"伤害大

有些男性吸烟者一早醒来,还没离开床就点燃一根烟,以为这样可以让自己的一天更精神。其实这样做不见得能达到效果,人们经过一夜的睡眠,脑细胞恢复后,精神应该更好,抽烟反而会造成麻醉作用,因为其中的一氧化碳等有害物质会抑制脑部血供,脑细胞得不到足够氧气,反而会影响头脑的清醒。加之室内如果空气流通不好,混杂着香烟的烟雾又会被重新吸进肺中,人的健康必定会受影响。另外,空腹吸烟,烟气会刺激支气管分泌液体,长期下去将增加引发慢性支气管炎发病的概率。

7.吸烟增加失聪危险

最新研究发现,与不吸烟者相比,吸烟者发生听力丧失的危险增加 70％。美国曾进行的一项对 2 万多名男性的大规模调查发现,吸烟也会增加男性视力减弱的概率。

被褥晾晒利于健康

阳光明媚的日子你在干什么呢？睡觉、运动,还是游玩？这么好的天气请不要忘记晾晒被褥。

科学研究表明,即使是非常整洁的家中,每张床上所存活的被褥螨虫和尘埃螨虫最少也有 1 500 万只。数量巨大且小于 1 毫米的螨虫,依靠食用人体自然脱落的皮屑为生,并且能够产生引起人体各种过敏的物质。螨虫的生长环境需要潮湿的水分,人体一旦离开被褥,水分就会很快蒸发,因此,螨虫不会大量在人体存活。被褥"吸收"了各种空气和人体上的细菌、微生物、尘埃、汗渍等对人体有害的物质,如果长期不晒,人就有可能由于细菌滋生而引起疾病。

紫外线有强烈的杀菌作用,经常晾晒被褥能够让人尽量少接触病菌,从而降低病菌的侵害概率。下面介绍几个晾晒被褥的窍门。

1. 选择时间

晒被褥要选择天气晴朗、日照强烈的时候,但也不要晒得过久,有些纤维类的被褥暴晒过久会出现纤维断裂。晒被褥的黄金时间是上午 11 点到下午 2 点,在这个时间段,被褥晾晒一个小时就可以收回去了。

2. 选择颜色

被褥颜色的深浅直接关系到晾晒效果的好坏。浅颜色的被褥热吸收率比深颜色的热吸收率差,可以在上面铺一块大黑布,这样更容易使被褥吸热,可起到事半功倍的效果。

3. 学会"烘晒"

当你感觉棉被潮湿,白天又没有时间晒被子的话,可以利用电热毯对被褥进行定期"烘晒"。其方法是:将被褥铺开放在电热毯上进行加热,注意每隔 20 分钟转换一下棉被的位置,使其充分受热,加热时间约为一个半小时。

4. 晾晒适度

并不是所有的被子都可以在太阳下暴晒的,比如合成纤维类的棉被、羽绒被、羊毛等。合成纤维类的棉被长期暴晒会释放出化学物质,被面会被损伤,在晾晒时最好盖一块棉布,以防止棉被过度暴晒。羽绒被和羊毛被中所含有的油分,在高温下会发生变化,产生腐臭的气味,并且会变质、变脆而成为虱子、细菌的繁殖地。一般情况下,羽绒被和羊毛被不要在阳光下暴晒,在阳台等通风处晾1小时就可以了。

5. 切忌拍打

有些人会在晒被子的时候对被褥进行拍打,想把其中的灰尘拍打出来。其实这是不对的,被褥在经过了阳光的高温照射后,内部纤维受热膨胀,当受到拍打后,会变得容易断裂或者难以恢复原形,从而失去保暖效果。被褥经过拍打后,表面粉尘及螨虫排泄物会飞扬到空中,容易引起人体的过敏反应。

此外,被褥不光要晒,还要定期用消毒液进行清洗。阳光中的紫外线可以有效杀灭有害病毒和细菌,还可以使棉被里的棉絮蓬松。晒过的被褥不仅干净卫生而且还有一股淡淡的阳光味道。试想一下,我们晚上盖着温暖柔软的被子,闻着阳光的味道甜甜地沉睡,该是件多么享受的事情。

如何远离头屑烦恼

长期以来,职场男性对于头屑缺少重视,对头皮健康的认识也十分匮乏。经过调查,我国80%的职场男性都深受头屑的烦恼,人们普遍认为"头屑虽然影响美观,但是与身体健康状况无关。"其实这个观点是错误的。

1. 头屑产生的原因

头屑的产生有以下两个方面的原因。

(1)头屑是由真菌导致的。

科学家通过大量科学研究发现,头屑的产生与皮屑孢子菌的数量多少有着直接关系。皮屑孢子菌是生存于人类头部皮肤上的可以直接引起头屑头痒的一种真菌。当头皮上存在的皮屑孢子菌的数量处于正常范围时，人类头部表皮的角质化进程也处于正常新陈代谢。一旦皮屑孢子菌的繁殖异常，数量增多，头部皮肤表皮细胞的新陈代谢进程就会变快，从而形成了头屑。

(2)头屑是由不良卫生习惯造成的。

①随着人们生活质量的提高，男性受到烟酒等刺激，就会影响自身的内分泌，从而加快新陈代谢。

②部分男性热衷于做头发，换各种各样的造型，这样会严重地损伤头发和头皮，有些染发用品也会刺激头皮，致使头部产生大量皮屑。

③职场男性在工作和家庭方面的压力过大也会造成头屑泛滥。

2. 远离头屑困扰的办法

作为健康的男性，怎样才能保持健康的形象又能远离头屑的烦恼呢？

(1)选择合适的洗护产品。

选择真正适合自身发质的洗护产品是男性远离头屑烦恼的最直接的方式。男性发质一般分为以下四种。

①油性头发。油性头发很容易鉴定，它的特点是头发油腻发光，就好像涂了一层油一样，触摸有黏腻的感觉。这样的头发直径细小而显得脆弱，头皮屑自然也就很多。

②干性头发。干性头发正好跟油性头发相反，其表现为粗糙、僵硬、无弹性、暗淡无光、发干并往往卷曲，头发的发梢容易断裂、分叉和折断。这种头发干燥，触摸感觉粗糙，特别是造型

后很容易变形。

③中性头发。中性头发是做各种发型最理想的选择,其发质软硬适度,丰润柔软,富有自然光泽,容易整理。

④受损发质。发质受损是由于部分男性经常对头发进行烫染不当造成的,这种头发的发尾分叉、干焦、松散不易梳理,触摸感觉粗糙,需要对头发进行精心的呵护与保养修复。

(2)养成良好习惯。

男性要想远离头屑烦恼,拥有健康的秀发,养成良好的生活卫生习惯也是十分重要的。

①注重饮食。男性日常饮食应该多摄取一些碱性食物,如牛奶、蔬菜、水果、海藻等,并且避免食用过多的酸性食物,如油炸食品和甜食,尽量避免摄取过量的咖啡、烟、酒及麻辣等刺激性食物,以减少对头部皮肤的刺激。

②洗护保养。男性应该养成经常洗护保养头发的习惯,尽量避免染发对发质造成伤害。男性可以使用麻油或橄榄油按摩头皮,也可以用稀释后的醋或柠檬汁放松头部,这样做可以重新恢复头皮的油脂平衡。

③保持愉悦心情。男性保持心情的愉悦、精神的放松也是缓解工作和生活压力,远离头屑的法宝。

总之,职场男性关爱自己就要从"头"开始,养成良好的生活卫生习惯。

男性衰老的 10 个标志

人类从新生经历成长再到衰老是自然的规律,这是谁都无法改变的,但是男性朋友应该养成良好的生活卫生习惯,并结合自身的情况,对自己的工作和生活做出相应的调整,以延缓衰老期的到来。

男性衰老有以下十大标志。

1.视力衰退

男性眼球晶状体随年龄增长而不断地变厚,男性50岁以后可能会出现明显的视力衰退和聚焦不准的现象。

2.聪明"绝顶"

男性随着年龄的增加,头皮上存在的毛囊会日益减少,头发生长速度也会逐渐减慢,头发变得稀疏,很多男性会出现"谢顶"的现象。

3.听力下降

男性的鼓膜会变得越来越厚,耳道萎缩变窄,对音调和音色的辨别能力不断下降,从而直接影响男性的听力。这种情况在男性60岁后变得日益明显。

4.身形"发福"

男性从25岁到75岁,其体内的脂肪组织比例增加了将近1倍。数量巨大的脂肪堆积在肌肉和组织器官里,给身体带来了"沉重"的负担,也会引发一些心血管的疾病。

5.肌肉萎缩

当男性发达的肌肉逐渐变得萎缩软弱,骨骼也在发生退行性变化的时候,其衰老期也就来临了。

6.性冲动减少

男性随着年龄和压力的增大,频度性冲动次数减少是不可避免的。根据相关统计,男性在25岁左右平均每年可达104次性高潮,到了50岁时为52次,70岁时则只有22次左右。

7.性功能障碍

男性在 30 岁以前阴茎勃起的角度和硬度都比较高,30~50 岁阴茎勃起的角度比年轻时略低,硬度也有所下降,到了 50~70 岁,男性性功能的各个方面都会明显降低,严重的还会引起勃起障碍。

8.心脏功能下降

科学研究表明,男性在 20 岁以后心脏剧烈运动时的调节能力会逐渐降低。20 岁左右的小伙运动时每分钟心率最快可高达 200 次,30 岁时减少至 140 次,在以后的日子里每增加 10 岁,心脏每分钟最快跳动次数将减少 10 次,心脏的负荷能力也会越来越差。

9.耐力不足

随着心肺等器官的功能下降,男性在供氧及耐力方面也会出现严重的不足,一个 70 岁男子在体力和耐力方面只及 20 岁男子的一半。

10.骨骼僵硬

随着年龄的增长,男性的全身骨骼都会变硬、变脆,抗压能力也不断减弱,特别是胸腔骨骼越来越僵硬,在控制呼吸肌肉方面负担也会越来越重。男性呼吸时会有更多的有害物质残留在肺部,无法较好地排出体外。

让男性迅速老去的不良生活习惯

人们都希望自己能够青春永驻,可是岁月不饶人,再英俊潇洒的男性朋友也经不起时间的考验。衰老是自然规律,保养可以延缓男性的衰老,因而,养成良好的生活习惯更为重要。有些男性朋友在生活中养成了一些不良习惯,如果这些不良习惯不能加以纠正,则会加快自己衰老的脚步。

让男性迅速老去的不良生活习惯主要有以下几种。

1. 经常熬夜

熬夜和衰老是好朋友。由于现代社会节奏加快,职场男性在加班后很晚才回到家。回到家后,男性也不会立刻休息,因为还会有别的事情需要处理。时间就在一点一滴中不断流逝,等忙完了一夜可能也就过去了。因此,男性朋友应该规划好自己的工作和生活,养成良好的生活作息规律,保证充足的休息和睡眠。

2. 赖床不起

诚然,男性保持充足的睡眠可以缓解疲劳、恢复精力。但也有人错误地认为"生命在于静止",多睡才更有益健康。职场中的男性朋友经常会利用周末的时间在家"补觉",早上一有机会就赖在床上不起来,睡眠的时间已经大大超过需要。这是一种不良习惯,在刚睡醒的时候,卧室的空气不流通,对人体精力的恢复和大脑的清醒不利,此时如果继续卧床,则会有损身体健康。

3. 醒后剧烈运动

很多男性朋友有早起晨练的习惯,这是值得坚持的。早上起床后进行适当的体育锻炼,十分有益于健康。男性朋友在晨起后应稍作休息,待气血阴阳运行平衡后才可进行运动,且运动的强度不要过于剧烈。若起床后未做准备活动,便马上投入比较剧烈的运动,就容易发生心脑血管的意外。

4. 在潮湿地方活动

立春后雨水增多,湿气加重,这也成为细菌、病毒容易生长和繁殖的优良环境。男性朋友在春季要注意防潮,多穿纯棉的宽松衣服,以避免发生湿疹。另外,男性在进行体育锻炼的时候,要尽量避开潮湿的地方,运动出汗后要及时擦干,并尽快将有汗渍的衣服换掉。男性运动后不能带着汗洗澡,以免出现汗疹或关节疼痛等病症。

5. 不吃早餐

一些上班族为了能多睡一会,又要准时到单位,许多人就被迫养成了不吃早餐的习惯。不吃早餐会造成低血糖,使人精神不振。男性朋友在经过一夜的睡眠后,体内的营养基本已经消耗殆尽,此时的血糖浓度处于偏低状态,远远达不到正常标准。不吃早餐可能会导致面色苍白、四肢无力、精神不振,严重的还会出现低血糖而引起休克。因此,吃早餐是男性每天的第一堂课。男性不仅要吃早餐还要高度重视早餐的质量。俗话说,"早餐是金,午餐是银,晚餐是铜"。男性每天重视早餐质量,是延年益寿的重要保障。

6. 暴饮暴食

当男性工作很累的时候,可能会想到用好好吃一顿来犒劳一下自己。追求高标准的生活质量无可厚非,但是男性朋友一定要注意合理适度。暴饮暴食不但不会对健康有益,还会加速人体衰老。另外,暴饮暴食还会过多地摄入碳酸饮料,这样有损男性的牙齿和骨骼,对人体造成很多安全隐患。

7. 酗酒成性

据俄罗斯调查数据显示,俄罗斯的男性平均寿命比女性短10岁,其主要原因是酗酒。医学界定义酗酒为:一次喝5瓶以上(含5瓶)啤酒,或者血液中的酒精含量达到或高于0.08。男性大量摄入酒精会杀死大脑神经细胞,酗酒成性更会导致记忆力减退、脂肪肝、肝硬化等疾病。"君子爱酒,取之有道",男性朋友喝酒一定要懂得节制。

男性不同年龄段的抗衰计划

男性对待身体保养也要有计划，不同的年龄段要相应制订不同的抗衰计划，以真正地延缓衰老期的到来。

1.20～30岁

20～30岁这个年龄段正是男性青春无限的大好时光，是男性一生中最重要的时期。因为这个时候男性身体正处在旺盛期，精力也很充沛，有大把的时间去闯事业交朋友。无形之中，男性可能会养成一些好的或者不好的习惯。好的习惯能促进男性身体健康，不好的习惯则会为男性带来身体负担，所以男性要尽量做到"少吃甜食，少量饮酒，少吸香烟，合理睡眠"。

2.30～40岁

30～40岁，男性已经步入了而立之年，事业和家庭上也趋于稳定。面对工作和生活上的琐事，一定要做到"护好皮肤，防止噪声，劳逸结合，体育锻炼"。

(1)男性在进入而立之年，皮肤会出现松弛，眼角纹也会随之出现，这个时候应该少晒太阳并经常涂抹润肤露，以防止皮肤变得更加干燥。

(2)男性的听力在这一时段也会有所下降，这是由于工作和生活环境的噪声造成的。男性在噪声比较大的岗位上一定要戴上耳塞，以保护自己的听力。

(3)工作生活压力大是男性在这个时间段最大的健康隐患。男性一定要对工作与生活进行合理安排，学会减压。劳逸结合，注意加强锻炼，并养成健康的生活习惯，才会使男性的工作更顺利,家庭更幸福。

专家建议,男性在这一年龄段应该着手预防肾脏疾病,每天要喝清水8~10杯。35岁后,男人的小腹很容易突起。因此,男性要坚持体育锻炼,不可三天打鱼两天晒网。

3. 40~50岁

40~50岁这个阶段,是中年男性向老年男性过渡的时期。男性身体已经逐渐在走下坡路了,生命已经将近走过了一半的旅程。为了能够让自己有一个强健的体魄,能够安度晚年,男性朋友要做到"活动双目,放松肌肉,勤查身体"。

(1)这个阶段最令男性烦恼的是视力下降,这往往是由糖尿病导致的。一旦得了糖尿病又得不到有效的治疗,它会逐步损伤人体血管,甚至眼部。因此,男性要定期去医院眼科做检查。为了预防视力下降,男性朋友不妨做一些眼部练习:上下左右慢慢地转动眼球,也可以伸出手臂,用大拇指在身前画"8"字,目光跟随拇指移动,每天坚持做15分钟,可以有效预防老花眼和白内障。

(2)繁杂的工作和生活会让男性神经紧绷,肌肉紧张。男性可以利用简单的肌肉松弛法放松肌肉。其方法如下:找一个地方坐下,快速拉紧身体的某一块肌肉并持续5秒,然后再慢慢放松,反复练习就可以放松全身肌肉。

(3)许多男性朋友没有主动检查身体的习惯,只有等到生病了才去医院,这是不科学的。有些病潜伏期很长,发病也很突然,不及时检查就会耽误最佳的治疗时机。因此,定期体检是保持男性健康的必备工作。

4. 50~60岁

50~60岁这个时期,正是男性步入老龄化的阶段,身体状况已大不如前,所以更要注重保养自己,一定要做到"锻炼肌肉,关注牙齿,多用大脑"。

(1)医学研究表明,男性体内的胆固醇含量在50岁以后就会停滞,这个年龄特别容易长肉,所以尽量不要吃高热量的食物,应多吃一些以维生素为主的蔬菜和食物。老年男性还要坚持做适度的体育锻炼,以防止肌肉松弛。

(2)老年男性应该对口腔保健多一些关注,这个时期牙龈可能会出现不同程度的萎缩,牙齿也可能会脱落。因此,老年男性要定期坚持口腔保健,对牙齿也要给予保护。

(3)老年男性的身高会出现不同程度的下降,大约是每20年缩1.5厘米左右,头发的光泽也会变得暗淡。不过,老年男性千万不要忘记锻炼大脑,平时要多看书看报,多与人交谈,保持良好的精神状态,以预防老年自闭症和老年痴呆症。

5.60~70岁

60~70岁这一阶段的男性,在外貌特征上会有明显的改变:皮肤将变得更粗糙,还会出现大小不等的老年斑;鼻子会显得更长更宽;记忆力可能也会减退。因此,这一阶段老年男性要做到"增强体力,健康饮食,善待自身"。

(1)体育锻炼一刻也不能放松,老年男性每天只要坚持一刻钟,主要进行屈膝、伸直的动作,并坚持散步。

(2)由于年纪的增大,身体状况的下滑,老年男性在饮食方面应该更加注意。应该多吃具有防癌作用的食物,如新鲜蔬果,尤其是菠菜、番茄、芹菜、苹果、红枣等。

(3)人到暮年,除了要保持健康的体魄之外,更重要的是保持乐观的心境,不让外在的变化影响自己的情绪。

第3讲
职场男性压力应对

◈ 压力的存在

压力强度与压力的正面意义

心理压力是心理压力源和心理压力反应共同构成的一种内心认知和行为体验过程。职场中的男性都会面对不同强度的心理压力,这是每个男性都必须接受和克服的。

每当谈及职场压力,我们总会过多地关注其负面影响。其实压力对于职场男性而言也并非一无是处,压力能够在职场男性的内心转化为一种动力,并能激励职场男性积极地面对,爆发潜力。职场男性只需要判断出自己所处的是何种压力,以及压力强度的大小即可正确应对。

那么,心理压力有什么正面的意义呢?

1. 压力能够约束人的行为

心理学家梅里亚姆·韦伯斯特说:"压力指个体或个体之间的整个身体或身体局部因推搡、挤压感受到的力量。压力也是一种约束力和影响。"由此我们明白,压力能够约束和影响人类。在职场中,压力可以约束男性的言行,使男性能够按规定和方法去工作。如果工作完成得好就会产生一种自豪感。相反,做得不好就会在心里产生一种受谴责或者失落的感觉,从而形成心理压力。压力除了具有约束性以外,还可以当作反面的镜子,让男性意识到工作中存在的不足,以求努力改正并不断提高自己。

2. 压力就是动力

压力的存在可以让男性的职场生活变得更有意义。没有压力的生活是空洞乏味的,正因为有了压力才让男性的生活变得更有价值和意义。职场工作是男性压力的主要来源之一,假如男性终日无事可做,压力和挑战就会比较少。可能起初时,男性朋友会享受这种安逸,但是随着时间的流逝,往往会感到生活变得漫无目的。只有在工作或者活动中,男性的头脑、身体和人生才能找寻到某种意义。只有经历过压力的人才会有卓越的表现和成就。因为他们真正热爱他们所从事的事业并能不断地克服心理压力,在努力中取得成功。

简而言之,压力是一种具有影响力的力量,能够促使职场男性从身体上到精神上付诸行动。正面压力是取得成功的必要因素之一,它让人感到充实和满足。

超负荷的压力带来的负面影响

了解了压力的正面意义,我们再来了解一下超负荷压力带来的负面影响。压力本身就存在负面和消极的影响,职场男性只有摆正心态,克服心理压力,才能够成就一番事业。如果职场男性无法克服压力障碍,在超负荷压力下就会带来很多消极的影响。

1. 超负荷压力让人产生消极情绪

男性无法承受超负荷的压力时,就会变得焦虑、疲惫、抑郁,甚至导致身体上出现疾病。超负荷的压力无法让男性体验幸福和成功,长期承受超负荷压力将严重影响男性的精神和情感,甚至身体。男性会抱怨生活,会对生活失望,也会引起机体内分泌失常,从而导致男性身体出现疾病。更有甚者,因为承受不了超负荷的压力,不少男性会有轻生的念头。

2.超负荷压力磨灭人的潜力

压力可以扼杀男性的潜力和生命，是男性事业成功最大的障碍。超负荷的压力会让职场男性缺乏自信，很难和别人交谈或相处，事业上很难有什么成就。当职场男性没有了事业，没有了朋友，便会整天活在自己的世界里郁郁寡欢。超负荷的压力能压得男性喘不过气来，甚至造成他们与社会严重脱节。

面对超负荷压力带来的负面影响，职场男性应该不断地充实自己，以一个乐观的心态去克服种种负面影响。"压力研究之父"汉斯·塞利教导我们"正确的态度可以将负面压力转化为正面压力。"成熟的男性在面对各种压力和困境时，可以用自己的信念和行动去支撑，通过努力获取成功。

工作环境与心理压力

男性的压力来源与自己所处的小环境有着直接关系，所谓的小环境主要指工作单位或学校及家庭。职场男性的心理压力跟工作环境息息相关，工作过度、角色不明、支持不足、沟通不良等都会让男性产生一定的心理压力。

职场男性应该对自身所处的工作环境做深入了解，只有充分了解了环境才能明确导致男性产生心理压力的因素，才可以提前预防和调整。一般能够影响职场男性，使其产生心理压力的工作环境因素主要有两个方面。

1.企业文化

企业文化精神是一个企业的精髓所在，优秀的企业往往先会给员工培养企业的文化，再交给员工工作。同样，员工也是企业文化精神的实践者。员工做得出色就会不断激励自己，反之就有可能过分地贬低自己,跟不上企业的脚步。久而久之,员工身上就如同背了沉重的负担,形成了心理压力障碍,最终不仅会影响男性的工作积极性,还会影响男性的身心健康。

2.工作氛围

工作氛围是职场男性产生心理压力的另一个重要环境因素。职场男性如果在一个氛围轻松,大家积极工作的环境下工作,工作效率就会很高,也不容易产生太大的心理压力。在这种工作氛围中,职场男性如果产生心理压力,可以通过与同事、领导等沟通予以消除。反之,职场男性的工作氛围如果是紧张、压抑的,则是最容易产生心理压力的,这个时候男性朋友往往没有地方去发泄,没有人可以沟通,久而久之就有可能形成抑郁症。

性格与心理压力

每个人都有不同的性格,具有不同性格特征的人对压力的感受也不相同,正确认识自身的性格是职场男性克服心理压力的基础。

有的职场男性对工作十分积极,迫切渴望成功,这就容易使其产生心理压力,反观另一部分男性对工作的要求不高,生活悠闲,对成败得失看得很淡,这种人就不容易产生心理压力。下面我们讲一下容易产生心理压力的三种类型的职场男性。

1.竞争意识强,努力奋斗型

这也许是最令企业喜欢的员工类型了,作为职场男性能够努力奋斗,拥有很强的竞争意识固然是好事,然而这样也会造成巨大的心理压力。这类职场男性时刻要面临竞争,包括内部同事的竞争和外部企业的竞争。虽然竞争已经成为家常便饭,但是争强好胜并不是每次都成功。职场男性越是担心别人的竞争，感到的压力就越大。因此，职场男性在工作过程中，要学会谦让乃至学会放弃，放松自己的神经，努力奋斗但不争强好胜。

2.责任意识强，工作认真型

有的职场男性，虽然工作能力不是最突出的，但是工作态度确实是十分认真的。这种职场男性担心工作出现纰漏会承担严重的责任，因而工作勤勤恳恳，认真负责。有责任感是职场男性值得肯定的一点，但是不要把责任无限放大，否则会让职场男性承受不了工作带来的压力。因此，职场男性在工作过程中，不要想着承担多大的责任，而要想着做了多少工作，保持认真工作的态度，把成败责任看轻一点。

3.时间紧迫感强，忙忙碌碌型

还有的职场男性，对自己的时间安排缺少规划，虽然整天都在忙忙碌碌，但是缺乏效率，他们总感觉时间不够用。这类职场男性不懂得高效工作，总是担心完不成工作，有很强的时间紧迫感。这在无形中加大了这类职场男性的心理压力。因此，职场男性应该合理地规划与安排时间，更高效地工作，这样才能有效地预防由紧迫感产生的压力。

社会人际交往与心理压力

职场男性在工作中会产生心理压力，在社会人际交往过程中也不例外。人际交往其实也是一个小环境的体现，当职场男性置身其中时，难免会受到小环境的影响，即使是社交大师也会产生一定程度的心理压力。

人际交往的整个过程都有可能使人产生心理压力，这个过程大致分为以下三部分。

1. 和陌生人说话

人与人的相识都是从陌生走向熟悉的过程,任何人在面对一个陌生人时,都会不经意地产生一种抵触和警觉,也就形成一种心理压力。职场男性人际交往的机会很多,经常会和陌生人说话,或是因为工作的原因,或是因为朋友的介绍,只有勇敢大方地和陌生人说话,才会获得对方的好感与信任,从而消除双方的心理压力。

2. 由陌生到熟悉

经过短暂的接触,职场男性总要和一些陌生的人们熟悉起来。双方已经没有了初次认识的警觉和不安,可以融洽交谈。熟悉的过程对于职场男性来说也是有压力的,因为你不知道要谈些什么,怎么和对方沟通,只有互相尊重,聊一些公众话题,才能更好地使双方放下包袱,消除心理压力。

3. 从熟悉到熟知

通过多次交往,职场男性会对与之交往的朋友有一个十分详细的了解。也许这个时候已经不会再产生任何心理压力,因为你可能已经熟知了与对方的沟通方式。职场男性在交往时也要注意方式和分寸,投其所好可以更容易让对方接纳你,不提及对方不喜欢或不擅长的方面,是社交过程中比较聪明的做法。

社交的过程也就是沟通的过程,这不仅需要职场男性慢慢地消除自身的心理压力,也要消除对方的心理压力。当两人之间具备了融洽的社交气氛,沟通自然也就水到渠成了。

◪ 压力的应对之道

潜意识的重要性

潜意识是人类不能认知或者是目前还没有知觉的意识状态。精神分析学家西格蒙德·弗洛伊德把人的意识分为三种层次：无意识、潜意识和有意识。这三者虽然分属于不同层次但又是相互联系的。

潜意识能量巨大，能够放松职场男性的心理压力。当职场男性进入潜意识时，可以进行自我催眠来放松心情，消除心理压力。潜意识在人的机体放松的时候最容易进入，从而恢复身体的能量和消除职场的紧张心理。

当内心感到害怕或者缺乏自信的时候，你可以大喊几声，通过声音的力量来影响自身的信念，带动行为的积极性，这就是潜意识的重要作用。潜意识是无法分辨真假的，职场男性可以在大脑中引导出希望成功的景象，从而替换潜意识中的负面压力，通过反复地暗示，改变自我意象，树立成功信念，并使自身产生积极的行为，最终达到预定的目标。

职场男性可以通过进入潜意识的自我放松消除压力心理，也可以通过潜意识的自我暗示来促进和激励自己积极地采取行动。因此，潜意识对于职场男性是十分重要的，它能够正确地引导人的行为，是职场男性提升自我的必要手段。

分散注意力可减轻压力

生活实践表明，当人的注意力越集中在疼痛对象上面时，疼痛感就会越严重。如果人们把注意力从疼痛对象转移到别的对象上面时,疼痛就会减轻很多,有时候甚至察觉不到疼痛。好多人有过牙痛的经历,当白天需要紧张的学习和工作时,牙痛会减轻,而到了晚上躺在床上时,牙痛便会加重,就是这个道理。

心理压力和疼痛感一样,职场男性如果能恰当地分散注意力,就能够减轻内心的压力。

男性产生心理压力之后,如果仅仅是一个人坐着发呆,无所事事,这样只能使压力越来越大。这是因为你的注意力很有可能都集中到压力本身和相关的事件上面了,这个时候最需要分散一下注意力。心理学研究表明,参加集体活动或者找朋友聊天不仅可以调节心情,还能够分散注意力并淡化心理压力。

那么,职场男性如何做才能分散注意力,淡化心理压力呢?

1. 参加多种多样的活动

比如参加朋友聚会、去 KTV 唱歌等,活动一定要是自己喜欢的、感兴趣的。否则,不仅不能减压反而可能适得其反。

2. 找同事或者朋友闲聊、谈心

在闲聊的过程中多谈一些共同话题,尽量回避有关压力的内容,尽量不要谈工作,否则压力不但没有消除,反而可能又徒增了些许烦恼。

3. 参加活动的场所也要有讲究

男性朋友产生压力之后,最好是到比较幽静的茶馆、咖啡厅去放松自我,那里比较适合聊天、谈话。而不要去一些酒吧等喧嚣的地方,人在那里更容易烦躁。

如果你的性格比较开朗,产生了心理压力可以利用上面所讲述的方法分散注意力进行减压。如果你比较内向,不愿过多地参加活动,不妨去找心理医生聊聊天。假如心理压力持续了较长一段时间,并且严重地影响了日常工作和生活,男性朋友可以在医生的指导下服用一些抗焦虑镇定的药物。

适当运用"3R"原则减压法

一项科学调查显示,被调查的 5 000 人中,有 25.04% 的人存在一定程度的心理健康问题。进一步的数据分析显示,被调查者经常出现的心理健康问题包括:不快乐、郁闷、烦躁、彷徨、怀疑或轻视自己。由此我们看出,心理健康问题已经十分常见,大多数的心理健康问题最初都是从心理压力转变而来的。

职场中的男性内心所承受的压力比平常人要大得多,所以职场男性要学会运用正确的方法适当地给自己减压。3R 减压法是指国际上流行的"3R 原则",即放松、退缩和重整的减压方法。

1. 放松

放松内心是减压的第一步,职场男性可以通过参加娱乐活动、减少独处等方式来实现。职场男性要抛开职场中的压力与苦恼,让自己的内心去享受快乐的时光,只有真正放松了身心,才有精力投入到新的工作中去。

2. 退缩

这里讲的退缩并不是一味地退缩,职场男性在工作中要适时调整自己的目标或者期望值,对已经存在或即将到来的压力找到一个平衡。职场男性既要积极面对正面的压力,也不能对自己提出过高的要求,关键时刻要学会"退缩",不去钻牛角尖。

3. 重整

职场男性要找到一个属于自己的减压方式,并能够以放松的状态投入到工作中。职场男性还可以学习一些时间管理的方法,提高工作效率,做到减压放松到重新工作的良性循环。

职场男性减压的方法多种多样,但一定要遵循其根本原则,就是能以从容的心态适应职场的环境,不会让压力对自己的工作和生活产生负面的影响。

摆脱失眠现象的几种方法

失眠症是一种很常见的疾病,近年来患上失眠症的男性越来越多。究其原因,大多是因为心理压力影响情绪波动而导致的。职场男性患有失眠症的比例占大多数,如何应对压力情绪引发的失眠,已经成为职场男性最关心的问题。

职场男性失眠症的治疗最主要的是要消除导致压力情绪的各种原因,可以通过综合治疗方案来逐步达到目的。每个患者的情况不同,所以制订的治疗方案和周期也会因人而异。下面我们就介绍综合治疗中的几种方案。

1. 针灸治疗

针灸治疗方案在目前的非药物性治疗方案中效果是最好的,基本上不会出现毒副作用,并且容易被患者所接受,还不会导致成瘾。针灸医师在选取穴位后,还可以配合水针、耳针、电针等方法,来为患者安神、催眠。

2. 香薰疗法

有一些中草药成分的香薰可以起到安神的效果。香薰疗法一般是配合治疗,在患者接受治疗或者是睡前进行熏染,能够促使患者较快进入睡眠。

3. 饮食疗法

职场男性在患上失眠症后除了要寻求医生帮助外,还要注意自己的饮食搭配。晚餐的时候应该少吃一些,这样更容易入睡,多吃一些清淡易消化的食物,避免刺激肠胃,少喝水以免夜尿多影响睡眠。此外,如果有条件可以在睡前喝点牛奶,牛奶中含有的色氨酸具有催眠作用,能够促进人体睡眠。

4. 药物疗法

药物疗法主要针对一些长期患有失眠症的患者,一般症状的失眠者不推荐使用这个疗法。药物治疗容易产生依赖性,长期服用也会对身体造成一定的伤害。因此,患者在不得不服药的时候一定要在医生的指导下服用。

失眠是痛苦的,失眠症的治疗也不能仅仅靠医生,更重要的是靠自身来调节。特别是职场男性,一定要放松精神,消除压力情绪,建立起积极的生活态度,才能尽早地摆脱失眠的困扰。

第4讲
男性身心健康之道

✉ 男性心理健康须知

男性心理健康的标准

广义的男性心理健康是指一种高效而满意的并且持续的心理状态。就男性个人而言,心理健康是指男性的基本心理活动的过程内容完整、协调一致,能适应社会发展,和社会保持同步。男性心理没有统一的健康标准,每一个男性的标准都不一样,同一个男性在不同时期、不同环境下的健康标准也没有一个统一硬性的指标。

经过美国心理学家马斯洛和米特尔曼多年对男性心理健康的研究,他们提出了男性心理健康的十条标准,这十条标准已经被公认为是"最经典的标准"。

(1)男性给人一种充分的安全感。

(2)男性要充分了解自身,并且能够对自身能力做出适当的评估。

(3)男性要拥有切合社会实际的生活目标。

(4)男性应该与现实的环境保持接触。

(5)男性要保持个人人格的完整与和谐。

(6)男性应该具备从经验中学习的能力。

(7)男性能在社交过程中保持良好的人际关系。

(8)男性能够适度地表现和控制内心情绪。

(9)男性应在不违背社会规范的条件下,对个人内心需求做出恰当的满足。

(10)男性在符合集体要求的条件下,能较好地发挥个性。

以上就是公认的"经典"十大标准,但是这并不是金科玉律,男性朋友可以把它作为指导自身心理健康的辅助与参考。

常见男性心理异常

男性心理正常与心理异常的区别在于其形成的原因和外在的表现。男性大脑的部分功能失调或者男性对客观现实的认识发生了歪曲都可能形成异常的心理,心理异常的表现不仅给职场男性社会工作和生活带来障碍,还有可能危及男性的身体健康。

想要清晰地判别男性朋友的正常心理和异常心理并不容易。首先,男性心理异常不像有些病症能够借助医学仪器进行化验和检查,只能通过专业人员的临床判断;其次,男性的异常心理受多方面因素的影响,如生物因素、社会环境等,所处的角度不同,标准也就不同;最后,正常心理与异常心理之间的差别常常是相对的,在某些情况下有本质的区别,然而大多数情况下可能只是程度不同,无法果断地进行判别。

下面我们就介绍一些男性心理异常的表现,这些外在表现介于正常与异常之间,职场中的男性朋友们可以视程度不同来参照判断是否属于异常心理。

1.感觉疲劳

一般男性感觉身心疲劳持续的时间较短,经过休息和娱乐可以消除的,则属于正常的心理表现。反之,如果长期感觉身心疲劳并伴有明显的睡眠和情绪改变,就有可能属于异常的心理表现。

2. 焦虑反应

正常的焦虑反应一般都有其现实的原因,如面临高考,参加比赛等,等事情过去了也就不会再有焦虑反应。反之,如果长期处于焦虑之中,那肯定是心理异常。

3. 暴力倾向

有的男性会出现大喊大叫、撕毁衣物、打人等暴力倾向,这极有可能出现了心理异常。

4. 强迫现象

有些男性的思维比较缜密,做事情比较细心,有时候会反复思考或者做一件事情,这种强迫的现象如果是长期的,而且影响到生活和工作,就有可能是心理异常的表现。

5. 恐惧感

男性站在很高很安全的地方仍然会产生恐惧感,甚至可能有要跳下去的想法,如果这个想法离开了特定情境就不再继续思考,这属于正常现象。但如果男性陷入了一个产生恐惧的怪圈而无法自拔,那就是心理存在异常了。

6. 疑病现象

有很多男性当感到有轻微的不适时,会以为自己得了严重的疾病,反复多次检查,排除了生病后能够听医生的嘱托,是正常的现象。反之,如果检查得知自己没有病后仍然以为自己得了重病并且不相信医生的检查结果乃至要继续找专家检查,那就是心理异常的表现。

7. 偏执和自我牵挂

男性总是把别人谈论的话题联想到自己身上,并且态度偏执。这种男性长此以往肯定会形成严重的异常心理。

8. 错觉

男性在光线暗淡、恐惧紧张的气氛下可能会出现错觉，正常的心理可以及时地纠正过来。异常心理则表现为经常性地产生错觉，严重的甚至会影响到工作和生活。

9. 幻觉

正常人有时候在紧张时可听到叩门声、呼唤声，一般经过确认后能意识到是幻觉，如果不能意识到是幻觉，乃至把幻觉的事物当作现实中的事物，那一定是心理上出现了异常。

10. 自言自语

有的男性朋友会自言自语，甚至有的还会自己说笑，如果能选择场合自我控制，心理上应该属于正常。如果不分场合，无法控制地自言自语，甚至肆无忌惮，就应该及时就医，检查并治疗心理异常。

男性心理正常和异常有时候就是一个"度"的把握，能够自我调节和控制，也不影响正常的工作和生活，就无伤大雅，一旦男性自己不能控制，甚至影响正常的工作和生活，就一定要及时做心理疏导和检查，尽快纠正和消除异常心理。

心理健康的保持和维护

男性心理健康是男性健康不可分割的重要部分，男性在一种持续且积极的心理状态下，就能够主动地做出良好的适应，并能够充分发挥其身心的潜能，这就是健康的男性心理。

男性不仅要了解什么样的心理是健康的，而且还要保持和维护这种健康的心理，这样才能在未来的生活里给予自己强大的自信心，才能不怕困难、不畏压力，勇敢地活出精彩的自己。

那么,男性应该怎样保护和维持自己的心理健康呢?

1. 优化现实环境,减少不良刺激

男性应该尽可能地给自己提供一个优良的生活环境。现实环境可以影响一个人的发展,优良的环境可以让男性远离负面的影响,减少不良的刺激,从而保持人与生俱来的"真善美"和积极向上的正能量。

2. 加强心理修养,提高心理素质

除了外部的环境之外,自身的心理修养也是很重要的。男性朋友可以通过阅读心理书籍、参加户外活动等方式不断地增强自己强大的内心世界,当你的心理素质变得足够强,你就可以应对一切外来的刺激和诱惑。

3. 接受心理教育,学会心理调适

男性朋友在工作和生活中遭遇压力和挫折都是正常的,要坦然接受。男性朋友在工作之余,还要多接触和学习一些心理常识,在压力袭来的时候懂得运用恰当的方法减压,适时地调整心态,积极地面对生活。

4. 主动向人求助,及时缓解心病

男性朋友在工作或者生活中总会遇到一些困难的事情或者是烦恼,这个时候一定不要一个人憋在心里,可以找机会和朋友谈谈,让朋友来帮助自己渡过难关。朋友们肯定是会乐于帮助你的,不要让心事填满了自己的内心。

夏季烦躁的应对之道

俗话说:"春困秋乏,冬寒夏躁。"在闷热高温的夏季,人体的新陈代谢也会变得更快,男性朋友在工作时会感到烦躁不安,特别容易引起心理压力,当产生了心理压力也很难疏解。这时该怎么办呢? 下面我们就来探讨一下夏季烦躁的应对之道。

1. 充足睡眠

男性朋友要养成早睡早起的习惯,尽量不要熬夜。男性朋友每天尽量保持正常的睡眠和作息时间,睡眠时最好保持平静的心情,睡眠时间最好能保证 7 个小时以上,如果有条件可以适当地午睡一会儿,这样更有利于下午的工作或学习。午睡要在吃过饭 20 分钟后再睡,时间也不宜过长,一个小时足够。当你保证了充足的睡眠,大脑就会轻松,思维也更清晰,自然就不会再感觉烦躁,无论是工作还是学习都能保证以饱满的精神投入其中。

2. 及时饮水

有些男性朋友一般在口渴的时候才会喝水,不渴的时候不喝,这种做法是错误的。人体在缺水的情况下会有一些生理指标发生改变,有可能发生气短、头晕目眩及情绪上的波动。当你感到口渴时,就是严重缺水情况下身体发出的警告,这时再喝水容易给心、肺和肠胃增加负担,还会导致消化不良、胃下垂等疾病。男性朋友放一杯水在身边,随时饮水,这样不断少量补水还能够稳定自身的情绪,给身心带来好处。

3. 清淡饮食

男性朋友夏季感觉烦躁,除了身体和情绪上的原因外,还有可能是营养不均衡所致。夏季烦躁时更容易出汗,消化功能也会减弱。因而在饮食上应该注意少吃肉类,避免吃酸辣等刺激性的食品,可以多吃些清淡的蔬菜和粗粮,既可清热解躁又可均衡营养。

有句老话叫"心静自然凉",夏季当你烦躁时首先要让自己的内心平静下来。男性朋友这时可以做点别的事情,暂时忘记让自己烦躁的事情,或者呼吸一下新鲜的空气,都能够静心。

火爆脾气如何改

不同的性格造就了不同的脾气,有些男性朋友的脾气温文尔雅,而有的男性朋友则性如烈火。如果男性有火爆的脾气,就会急躁易怒,容易冲动。

心理学家研究发现,火爆脾气的男性在自我控制、自我约束方面的能力较差,很容易失去理智,火爆的脾气一旦爆发就会不顾后果。脾气暴躁往往是男性自卑的反映,与自身缺乏自信有着一定的关系。这类男性不愿意服输,与别人据理力争,以火爆的脾气来掩盖内心的脆弱。

其实,有火爆脾气的男性朋友也会因为无法控制和改正自己的脾气而苦恼。如果你是火爆脾气,也不要气馁,下面我们提供了几条方法和建议,男性朋友可以尝试一下,来克服这种不良个性,改造自己的火爆脾气。

1. 加强品德修养

改变脾气要从内心深处做起,男性朋友可以多看书,丰富自己的内心世界,陶冶自身的情操,来增强个人的品德修养。也可以在以后遇事时,告诫自己先要耐住性子,而不是先发脾气。

2. 换位思考

遇到事情时,脾气火爆的人要学会考虑对方的感受,如果自己火爆脾气一爆发,对方会怎么想?男性朋友要经常设身处地把自己放在恰当的位置上,多为对方着想,慢慢地就不会这么鲁莽了。

3.真理大于面子

有些男性朋友很在意自己的面子,宁肯自己错了也死不悔改。其实面子是靠自己挣得的,男性朋友应该理智地去思考问题,以理服人,在真理和面子之间,勇敢地选择真理。因为你拥抱了真理,也就有了面子。

4.放弃争端,转做其他

当你火爆的脾气快要上来,发现自己快控制不了的时候,要果断地"撤离战场"。你不要再和别人争执,可以转身做点其他事情,如打扫卫生,跑步做运动等。

5.广结良友

男性朋友可以多交几个朋友,闲暇之余和朋友聊聊天,把心中的不快倾吐出来。当你心里憋不住事情的时候,脾气也就发不出来了。多学习朋友们为人处世的原则,久而久之,你的火爆脾气肯定会有所改观的。

6.戒躁安神

男性朋友可以在平常多喝一些菊花茶、安神茶或者点一些薰香来辅助自己戒躁安神,用平和的心态去面对未来。

身心健康才是真正的健康

要健康先养心

养心,是健康男性必须具备的素质。人的习惯一般是多年养成的,不可能一下子全部戒除所有坏习惯,只有经过多年的不断调整,男性朋友才能"去糟粕留精华"。因此,身心本身也是需要"养"的。

孟子曾经说过:"养心莫善于寡欲。"孟子告诉我们,通过减少不健康的欲望可以达到涵养心灵的作用。古人少欲养心,就是要做到平静心神,清心寡欲。当人有各种各样的欲望时,心灵便会杂念丛生,心神动荡,这样就会消耗人体大量的能量。古人静心,就是让气血按照正常的规律运行,养足精神,补充人体的能量。

从古人关于养心的观点中,我们可以得出以下几点养心的方法。

1. 清心寡欲

中医认为:少一分贪念,就会少一分心烦。不要对某个事物抱有太多的欲望,对于身边的事物,看得平淡一些。

2. 闭目养神

男性朋友闭目养神可以令心灵得到片刻的休憩,也可以养足精神,不断排除心中的杂念。

3. 静坐

静则神安,男性朋友有时间可以坐在树下或者屋内,看看书、听听音乐,不想别的事情,专心做一些自己喜欢的事情。

4. 夏天要心慢

夏季天气炎热,男性的血液循环也会加快,心脏也容易负担过重。所以,男性朋友夏天要以慢养心,不能过于劳累。只有心先慢下来,呼吸才能慢下来。在休息的过程中也要减慢生活节奏,让心脏得到充分的休息。

5. 夏天要多乘凉,少出汗

夏天的时候,男性出汗会比较多,汗为心之液,血汗同源。

汗流多时易伤心之阴阳。男性出汗多,则易导致血液黏稠度增高,夏天要降低活动的强度。男性朋友夏天为了避免过度出汗,可以适当喝一点淡盐水。

6.多食用安神食品

男性朋友,特别对于中老年男性,养心安神的食品是必不可少的,如茯苓、麦冬、小枣、莲子、百合、竹叶、柏子仁等,都能起到养心安神的作用。

情若过伤内腑

我国中医认为"心主喜,肺主忧,脾主思,肝主怒,肾主恐。"人的情绪与脏腑的健康有着十分紧密的联系。如果男性易暴易怒、七情反应过激,就有可能致病。"百病皆生于气。"脏腑的生理活动必须以气血为物质基础,而精神情志活动又是脏腑生理功能活动的表现,所以人体情志活动与人体脏腑气血关系密切。男性要调整好情绪,心态平和才能更加健康长寿。

下面我们来了解一下七情致病的特点。

1.精神刺激

男性七情伤能直接伤及精神,其发病必然与明显的精神刺激有关。在男性发病的过程中,情绪上的改变可以导致病情发生变化。如癫痫病大多由情志所伤,狂躁病多由恼怒悲愤伤及肝胆。所以说,精神刺激能够对患者的病情造成很大影响。

2.伤及脏腑

男性七情过激可以对脏腑的活动变化产生影响。医学证明,不同的情志刺激可伤及不同的脏腑,并产生不一样的病理变化。如大喜伤心,心伤则精神不振,思想不能集中。七情过激虽然可以伤及五脏,但与心肝的关系最为密切。心为五脏六腑的主宰,一切生命活动都是五脏功能集中的表现,心神受损必涉及其他脏腑。肝失疏泄,造成气机的紊乱,往往是抑郁症的发病关键。

专家提出,喜、怒、忧、思、恐等情志的活动失调,会引起脏腑气机紊乱,急火攻心,出现烦躁、易怒、失眠、面赤、口苦,以及吐血、鼻出血等属于火的表现。因此,男性一定要保持自己七情的正常,才能保护好自己的脏腑。

情若过,伤内腑,遇事既不可大喜过望,也不应悲伤欲绝,更不可喜极而悲。为人处世,平平淡淡方可延年益寿。

卸下精神负担永葆身心健康

生活中不如意之事甚多,有些男性经常被烦恼所累,生活、工作举步维艰。这就给男性朋友们平添了许多心理障碍和精神负担。精神负担不仅有害男性机体健康,而且还会影响男性正常的学习、工作和生活。男性要想获得身心的健康,就不能有精神负担。卸下精神负担,你就可以奔向新的生活境界。

那么,男性朋友该如何做才能去除精神负担呢?

1. 发泄

男性朋友可以用适当的方式尽量发泄,向朋友、爱人诉说苦衷,宣泄愤懑,甚至可以痛哭一场,这都能释放和减轻精神上的负担。男性朋友还可以通过运动,如打球、跑步,来缓解烦恼,这也有助于缓解心理压力。

2. 培养自控力

对于烦恼和不愉快,男性朋友要承认其发生的合理性,要有足够的心理承受能力和思想准备。哪怕是遇到了再大的麻烦，也不要着急，冷静地想办法去解决。当然，男性朋友平常要多注重心理素质的培养和锻炼，做到遇事不慌，以平静的心态妥善解决问题。

3.转移注意力

有些精神负担并不是一时能够解决的，男性朋友不要过多思考，可以转移一下自己的注意力，做点其他自己感兴趣的事情。

4.暂时躲避

暂时离开引起不愉快的人、事和工作环境可以让男性朋友眼不见心不烦。过一段时间重新面对，时过境迁，可能已经没有了当初的心理负担。

5.走出幻想

许多男性的精神负担都是由于对自己的未来期望值太高造成的，一些期望没有能够实现，负担就随之而来了。因此，男性朋友要正确地面对现实，不要活在幻想的世界里。

6.能屈能伸

"大丈夫能屈能伸"，在大原则没有违背的情况下，适当地妥协与让步能够让男性朋友少很多精神负担，如果一味地固执，不肯妥协，只会让自己负担重重，难得轻松。

心理健康重在自我调节

男性在工作或生活中难免会遇到一些矛盾事件，从而引起情绪反应。有的情绪会一闪而过，有的情绪会产生负面的影响，对于这种情绪男性朋友要做到清晰认知、调节控制。只有懂得适时地自我调节,才能获得心理上的健康。

那么,男性朋友该如何进行自我调节才能获得健康的心理呢?

1.意识调节

男性的意识会潜移默化地调节内心的情绪,对负面影响的情绪也会有一定的抵御能力。一般来说,有涵养、自我调节意识强的男性,能够更有效地调节自己的情绪,遇到矛盾问题时也善于宽容,明白事理。

2.语言调节

语言是男性内心情绪强有力的体现,可以通过语言来调节自身情绪。例如林则徐在墙上挂有"制怒"二字的条幅,有人喜欢在自己房间内挂"静"字,这些都是用语言来控制与调节情绪的表现。

3.行动转移

常言说"化悲痛为力量",就是行动转移的表现。男性可以把心理情绪转化为行动的力量,如从事科学、文化、学习、工作、艺术、体育等。

4.情绪释放

情绪压抑的时间过久会产生负面的心理压力,此时要选择适当的时机发泄出来,男性朋友可以通过旅游、运动等方式,释放不满情绪,松弛神经。

5.自我控制

男性朋友还可以通过自我调控法引导情绪,按一套特定的程序,以机体的一些随意反应去改善机体的另一些非随意反应。

男性朋友应当学会并善于自我调节情绪,这对男性朋友适应社会发展、维护身心健康是至关重要的。男性要注意培养健康的情绪，让自身更有动力和活力。

❖ 用良好的人际关系化解压力

心理学研究表明，良好的人际关系作为缓解压力的社会支持系统的一部分，对于提高个体抗压能力，缓解工作生活中不断积累的压力有重要作用。

幸福感研究表明，结婚的人或有朋友的人，他们生活得更幸福些。人际交往作为人类社会中不可缺少的组成部分，会使得个体的许多心理需求，例如认同感、尊重感和成就感等得到满足。如果人际关系受到破坏，个体不可避免会产生孤立无援或被社会抛弃的感觉，幸福感也会有很大幅度的降低。面对压力就更加敏感和脆弱，感觉难以应对。

同时，良好的人际关系意味着健全的社会支持系统，能够获得更多的物质和精神上的帮助，使得个体能够更好地应对压力。

而人际关系不好，往往是由于多种因素造成的，也许是因为工作压力过大，导致自身在与人交往时过分患得患失，因恐惧心理导致对社会活动的退缩与逃避。而受到破坏的人际关系又会直接或间接地加重人们的心理负担，使得压力非但得不到缓解，反而形成一种恶性循环。

与人交往，想要形成一种良好的人际关系，就要遵循以下几个原则。

（1）相互性原则，学会互相尊重，互相接纳。

（2）交换性原则，学会根据自身价值观选择真正于己于人有价值的人际关系。

(3)自我价值保护原则,指对他人的评价做出一种认同或者疏离的反应。

(4)平等原则,指学会平等待人。

(5)相容原则,指学会包容。

(6)信用原则,指学会守诺。

◈ 向家人或朋友倾诉舒缓压力

当我们感到压力过大的时候,选择一个合适的方式进行宣泄,可以有效缓解压力,让自己放松下来。学会倾诉,是一种极为有效的舒缓压力的方式。

面对压力,心里郁闷、烦躁时,不妨向家人或者朋友倾诉一番。把所有的不快、郁闷都宣泄出来,于己于人都是非常有好处的。

倾诉是减压的良方。当一个人将琐碎的生活片断用语言串联起来的时候,就是在仔细地梳理自己的内心世界。种种因为压力而产生的狂躁、消极的情绪可以通过这种方式得到宣泄和释放,人的心情也会慢慢地恢复平静。

向他人倾诉自己的烦恼、困扰时,人们很容易将自身放在社会的大环境下,通过比较,重新获得自我状况的反馈和自我评定,能够维持一种比较稳定的自我价值感。

倾诉可以让一个人重新审视自己的生活,通过这种办法来了解自己真实的情感、体验,并努力去发现更多的选择。重要的是,重新审视自己的生活:生活中"路"有很多,不能让"工作"成为心理上的一种负担，一直压着自己。通过倾诉，最终你会发现，生活并不像原来想的那样，原来还可以有更好的选择。

把生活或者工作强加给自己的压力向家人和朋友倾诉，也是获取社会支持的一个重要方式。通过这种类似于求助的倾诉，可以在他人或者社会的帮助下，寻求更积极的解决办法。即使在这种情况下不能获得更好的解决办法，但是倾诉过程本身就是一个分担困扰、缓解压力的过程，这个过程就像是一次最佳的心理按摩。在倾诉过程中，各种情绪垃圾自然而然会被倾泻出来，身心自然会轻松很多。

面对生活中的压力，人们采取的最普遍的应对手段是发泄和逃避。他们或者把问题紧紧压抑在心里，或者拼命地运动或者工作直到精力耗尽，或者一味寻求精神刺激，例如酗酒、抽烟、纵情声色，等等。这样做或许会使心情得到暂时的平静，但换来的却是对健康的损害。从长远来看，这种应对方法对舒缓压力没有一点好处，不可取。

⊠ 用充足的睡眠减压

现代医学认为，睡眠是一种主动过程，是恢复精力所必须进行的休息。

人脑中有专门的中枢管理睡眠与觉醒，个体在睡眠时只是换了一种工作方式，使能量被贮存起来，从而促进精神和体力的恢复。适当的睡眠是最好的休息，既是维护健康和体力的基础，也是一种减压的良方。

我们说充足的睡眠是减压的良方，有两点可以证明。

一是只有心理状态良好、精力旺盛的人才能进行良好的生理调整和心理调整，从而更好地应对种种压力。而睡眠便是其中一个重要保证。只有充足的睡眠才可以让体力得到恢复，让人的精神状态一直保持最佳，让人的心态更加积极乐观，从而有更多的精力应对压力。

二是睡眠不足可能导致个体心情烦躁、焦虑，从而产生一种心理压力。这种情况如果能够保证充足的睡眠，压力可能就会减轻一大半。

睡眠有诀窍，只有高品质、充足的睡眠才能保证个体身心得到充分的休息，从而减轻压力。

用睡眠减压时，一定要保证睡眠时间充足，即使感觉自己"少睡一会也没事"，也要尽量做到每天睡 8 个小时。心理学的一个重要观点是：觉不可少睡。许多专家都说过，成年人一般每天睡 7～8 个小时才能做到休息充足。美国心理学教授詹姆斯·马斯博士指出：一个人晚上睡眠 6～7 个小时是不够的。他对睡眠研究的结果表明，只有 8 个小时的睡眠才能够使人体功能达到高峰。什么是"适量"，主要是"以精神和体力的恢复"作为标准，而处于高强度压力下的人尤其需要充足的睡眠才能达到减压效果。

✠ 分散注意力减压

心理压力产生后，如果一个人总是发呆，只能使压力越来越大。因为人的注意力很容易就集中在压力事件本身以及相关事件上面，越想负面情绪越多，压力造成的心理伤害越大，越是不能解脱,而如果这个时候许多压力事件同时降临,个体更会陷进压力的怪圈难以排解。因此,面对压力事件,一定要学会分散注意力。

心理学研究表明,面对压力,有意识地转移话题或做点别的事情来分散注意力,譬如参加一些集体活动,或者旅行,甚至看看电视等,都可以从不同程度淡化压力。而压抑的时候,到外边走一走;心情不愉快时,到游乐场做做游戏,都能够消愁解闷。而忧虑时,最好的办法是去看场滑稽电影,大笑一场,压力自然不再。

在重重压力下,学会把注意力转移到大自然的美好风光上,也是一种非常好的减压方式。大自然不但能够让人本能地感到亲切,得到放松,更会让人产生一种人生的感悟,对于缓解压力作用非常明显。一旦能够全身心融入自然,陶醉其中,怡然忘我,就能够忘却烦恼,达到一种身心的愉悦状态。

第5讲
男性生理和性健康

✖ 男性生理健康须知

男性的生理构造和特点

男性的生理就是指男性的生殖系统,是男性生殖繁衍后代的重要器官。其主要组成部分由内生殖器和外生殖器组成。

1. 内生殖器

内生殖器主要包括睾丸、排精管道(附睾、输精管、射精管和尿道)、尿道球腺、前列腺、精囊腺等附属腺体。

(1)睾丸。睾丸的主要功能是分泌雄性激素和产生精子。雄性激素是维持男性第二性征的重要物质,精子通过与女性的卵子结合而受精,从而达到繁殖后代的目的。

(2)附睾。附睾主要起促进作用,它能促进精子的发育和成熟,具有贮藏和运输精子的作用。精子从睾丸曲细精管中产生,起初是没有活动和生育能力的,精子通过附睾的促进作用得以发育并成熟。附睾能够分泌附睾液,可以直接促进精子成熟。

(3)输精管。输精管的管壁肌肉很厚,具有很强的蠕动能力,其主要承担运输和排泄精子的工作。在射精时,交感神经末梢释放出大量去甲肾上腺素物质,使输精管发生有力的收缩,从而将精子迅速地输往射精管和尿道中。

(4)精囊。精囊既不产生精子也不贮藏精子,它只能分泌一种黏液。这种黏液是精液的主要组成部分,射精时会在前列腺液之后排出,并作为提供精子活动的主要能源。

(5)精索。精索可以将睾丸和附睾悬吊于阴囊之内,时刻保护睾丸和附睾不受损伤。精索可以随着温度变化而收缩或松弛,使睾丸适应外在环境。

(6)射精管。射精管的主要功能是射精,射精管的内壁肌肉较丰富,具有强有力的收缩力,关键时刻迅速帮助精液射出。

2.外生殖器

男性的外生殖器主要包括阴茎和阴囊两部分。

(1)阴茎。阴茎的主要功能是排尿、排精液和进行性交。阴茎是性行为的主要器官,无性冲动时阴茎绵软,有性冲动时会膨大、变粗、变硬而勃起。

(2)阴囊。阴囊是一个皮囊,位于阴茎后面,有色素沉着,薄而柔软。它主要起着保护内部器官的作用,能收缩和扩张,还可以调节睾丸周围的温度(阴囊内温度比体温低 $1.5\sim2℃$),有利于睾丸产生精子。

职业男性要注意的生理健康

男性的生殖器是繁衍后代的重要工具,其重要性毋庸置疑。它又是男性全身最柔软、最薄弱的部位,很容易受到病菌的感染。因此,男性注重生理健康,注意做好生殖器的保健很有必要。

1.做好外生殖器的清洁

外生殖器的卫生一直是大多数男性的"盲区",很多人不知道外生殖器也是需要清洗和保养的。下面我们就讲一下男性应该如何清洁外生殖器。

(1)清洁阴茎。

阴茎分阴茎头(也称龟头)和阴茎两部分。龟头和阴茎交界处叫作冠状沟,冠状沟有上翻的包皮。脱落的上皮细胞和包皮内腺分泌物以及尿液蒸发后的残留物堆积在冠状沟里,形成包皮垢。包皮垢会对龟头产生刺激,引起炎症,所以男性要经常清洗龟头和冠状沟附近的包皮垢。青春期发育时,包皮仍然把龟头全部包住而无法上翻,便称之为"包茎",如果能够上翻,而不能够使阴茎头常露出的,叫"包皮过长"。有包皮过长和包茎的人产生的包皮垢会更多,应该及时就医切除多余的包皮。

(2)清洁阴囊。

阴囊皮肤表面皱褶较多,加之表面有丰富的汗腺,经常会分泌汗液。如果不经常清洗,在汗液和皮肤表面细菌的作用下,可以使阴囊发炎,严重的还可能会引发湿疹。

(3)清洁肛门。

肛门每天排出粪便,或多或少会有少量粪便残留在肛门口。粪便内细菌很多,会阴部温暖、湿润的环境特别适合细菌的繁殖。因此,男性在清洗会阴部的同时应注意清洁肛门。男性应注意先清洗前部的阴茎、阴囊,然后再清理后部的肛门。

2. 性交中的禁忌

男性除了要经常清洗会阴和肛门外,还要保持性交过程中的清洁与健康,男性在性交过程中有六大禁忌。

(1)忌性生活频繁。

适度的性生活能够给男性和女性带来愉悦的心情,对身体健康和养生也有好处。但是如果不加节制,恣情纵欲,就会使生殖器官长期充血,引起性功能下降,严重的还会引发前列腺发炎、前列腺增生、阳痿、早泄等病症。专家提醒:青年男性每周进行2~4次性生活,中年男性每周进行1~2次性生活,都是比较合适的,标准不是固定的,因人而异。一般以过性生活的第二天不出现明显的疲劳、精神萎靡、腰酸乏力等现象,不影响工作和学习为原则。

(2)忌过早性生活。

一般而言,男性到二十四五岁才发育成熟,假如过早地过性生活,性器官还没有完全发育成熟,耗损其精,将来就容易引起不同程度的性功能障碍。

(3)忌不自我检查。

很多男性缺少自我检查生殖器官的意识,往往发生病变后才就医,这就耽误了治疗的最佳时机。医学研究表明,睾丸癌、阴茎癌早期发现治愈率是很高的,越到晚期治疗效果越不理想。

(4)忌不重视卫生。

重视性器官的卫生不只是女性的事情,男性也应该同样重视。尤其是包皮过长的男性,要及时清除包皮垢,因为包皮垢不但易引起阴茎癌,还易使妻子患上子宫颈癌。

(5)忌经常穿着紧身衣服。

有些男性为了凸显身材,喜欢穿着紧身的衣服,比如牛仔裤。医学研究表明,经常穿着紧身衣服会使会阴部温度过高,从而造成精子生长不良。

(6)忌性交不洁净。

很多传播性疾病,如梅毒、淋病等,与不洁性交有重要关系。男性不洁性交不但容易使自己染病,还有可能把性病传染给妻子甚至孩子,其危害性极大,男性一定不要抱有侥幸心理,发现自己染上性病要及早治疗。

性激素及其生理作用

雄性激素是促进男性生殖器官的成熟和第二性征发育并维持其正常功能的一类激素。

雄性激素由睾丸间质细胞产生，主要指促卵胞生成激素、促间质细胞激素、催乳素和睾酮四种。其中睾酮是雄性激素的主要成分，其他一些雄激素则可能是睾酮生成时的中间产物或睾酮的代谢产物。主要作用是刺激雄性外生殖器官与内生殖器官发育成熟并维持其机能。雄性激素能够刺激男性第二性征的出现，同时维持其正常状态，促进精子生成和成熟，促进蛋白质的合成，特别是肌肉、骨骼、生殖器官的蛋白质合成，以及细胞的生成。

▣ 结婚与性

男性婚前的心理准备

经常会有男性朋友在结婚前陷入"婚前心理综合征"。所谓"婚前心理综合征"，就是结婚前的各种复杂纠结的心理活动，或许兴奋，或许紧张，或许焦虑……

男性做好婚前心理准备，是对未来妻子负责的体现，是保证夫妻以后婚姻美满幸福的先决条件。男性在婚前应该做好怎样的心理准备以便顺利地步入婚姻的殿堂呢？

1.关于和谐

任何事情都不是完美的，何况婚姻呢？对于初婚男性来说，由于缺乏经验,往往会把婚姻想得十分甜美。而当真正结婚以后,你会发现妻子似乎没有原来想象中那么完美,婚姻生活也会有一些烦恼,这就可能会给自己造成心理负担,并引发心理问题。因此,男性朋友在婚前一定要有一个乐观、宽容的心态,并且要有信心经营好自己的婚姻,包容妻子,互相磨合,从而获得幸福美满的婚姻生活。

2. 关于付出

男性婚前有时候会想着结婚后妻子会不会照顾好自己,会不会欺负自己。作为男性,先不要考虑这些,既然夫妻是相爱的,婚后的生活也一定是相互爱护的。男性应该积极主动地付出,而不是一味地索取。幸福甜美的婚姻生活是男女双方互相呵护,互相帮助,互相奉献的生活经历。男性朋友首先要奉献自己的所有,才会让妻子同样乐于奉献自己。

3. 关于感情

男性要在婚前确保与对方的感情基础是稳固和成熟的。有些已婚的男女感情基础并不牢固,他们往往缺乏对对方的了解或者了解不够,这样的婚姻就有可能会出现很多的问题和隐患。充分地了解对方并建立牢固的感情基础,是男性婚前要做的最重要的心理准备。

4. 关于性爱

在我国传统的观念中,婚前性爱是一个"禁区",从而导致了不少年轻男性对性生活缺乏了解,这是不科学的。既然到了结婚的年龄,男性朋友不妨在婚前学习一些性生活知识,了解异性心理,这些准备会使自己以后的婚姻生活少走许多弯路。和谐的性生活能够促进夫妻婚姻生活的和谐。

性爱与婚姻

性爱，不仅是男性的一种生理的需求，更是加强夫妻彼此感情的需要。婚姻是文明社会必要的一种程序，而结婚证就是男女双方进入性爱王国的一种官方护照。没有婚姻的性是非法的，没有性爱的婚姻是不完美的。事实证明，和谐的性爱生活可以让男女双方的婚姻生活更加稳定。

著名的精神分析专家西格蒙德·弗洛伊德曾经说过："合法婚姻之后的性行为并不能对婚前性生活受到限制做出足够的补偿。一般而言，它仅许可夫妻间少数的几种能导致生育的动作来寻求满足，因为这样一个缘故，婚后美满的性生活只能维持几年时间。"是的，往往和谐的性爱生活并没有婚姻关系维持得久。

当所有的美丽都已经不起现实的磨砺，当所有的期待都如肥皂泡般在风中破裂，男人和女人的世界里只剩下了现实生活。生命总是渴望着新生事物，在男性生命的历程中会不断地出现一些小插曲。婚外情就这样出现了。婚外情是客观存在的事实，现在已经成为一个不容回避的话题。男人或者女人发生了婚外情，往往并不是因为夫妻感情破裂，而是为了给白水般的婚姻生活找寻一点色彩。

诚然，婚外情是不道德的并不值得男性追捧，但是它却给男性的婚姻生活敲响了警钟。性爱的泛滥是一种原始欲望的表现，现实中男性虽然还有很多追求，但家庭才是最终的归宿。爱情是男性和妻子最初的情感，因为深爱对方才会组成家庭。如果把爱情比作婚姻生活中的主菜，性爱就是调料，适当地加一些调料，才能让主菜更加可口美味。

性爱与健康

现代都市生活的节奏变快,男性面对的压力也不断变化,有些男性在结婚几年后性欲开始减退并出现"无性婚姻",这种情况非常值得男性朋友引起重视。

男性性器官等同于其他的人体器官,假如性器官缺乏规律性地使用,性器官就会出现不同程度的退化。因此,和谐的性爱可以促进男性身体健康。

和谐的性爱能给男性带来以下六大益处。

(1)科学数据显示,超过 50% 的男性会在 50 岁以后出现不同程度的前列腺增生症状,青壮年男性的前列腺炎发病率仅在 30% 左右。夫妻双方如果能过有规律的性生活,就能够促进男性睾丸激素的分泌,并维持男性前列腺的健康。

(2)男性通过性爱达到高潮会使身心都得到满足,也会进入一种生理上的舒适状态,新陈代谢就会焕然一新,紧张的情绪也会得到有效缓解。

(3)美国专家经过长期的研究提出,每周有一两次健康的性爱,能够让男性免疫球蛋白的数量提高 30%,从而远离一部分疾病。

(4)性爱是人类最古老而又最快乐的运动,它对男性生理健康产生的作用是巨大的。在性爱过程中,人体内会分泌青春素(一种男女性激素合成前体)并能促进男女双方更兴奋,它可以帮助平衡男性的免疫系统,改善男性的消化系统,促进男性的骨骼生长等。神奇的性爱激素会让人体对痛苦的感觉变得迟钝,和谐性爱就像天然的止痛药,对于消除关节炎和头痛等症状尤为明显。

(5)性爱可以保持男性心脑血管的健康。在性爱过程中,男性的心跳速率和血压都会升高,呼吸也会变得很深,所以全身血液循环也会加快,其含氧量增加。男性的机体经过新鲜血液"洗礼",可以将体内有害物质清除。另外,和谐的性爱还有助于降低全身胆固醇的水平,并促使不良胆固醇向良性转化。

(6)性爱还能够使男性达到减肥瘦身的效果。男性一个热烈的吻会燃烧 12 卡路里热量,性爱时进行 10 分钟的爱抚可燃烧 50 卡路里热量。男性即使用最迟缓的动作做爱,1 个小时也可以燃烧掉 150 卡路里热量。大多数时候,激烈性爱后的人们会睡得更香、更沉稳。

性爱与长寿

性爱生活是婚姻和男性健康的重要部分,科学地理解性生活是有助于健康长寿的。

英国科学家研究表明,每周能有一到两次性生活的男性比每个月只有一次性生活的男性,死亡概率低一半以上。适度性生活与人的生理、心理有着密切关系。男性在性爱时,大脑皮质处于异常兴奋的状态,使体内血液中酶等物质分泌增加,能够使男性神经免疫功能增强,并促进巨噬细胞活力,有效地杀灭细菌、抵御疾病,使男性获得身心健康。

对男性而言,任何形式的体育锻炼都能够增加睾丸激素的分泌,性爱生活也不例外。规律的性爱生活能使男性前列腺周围的肌肉反复收缩,并能排出前列腺液,从而预防前列腺增生。

不过,男性随着年龄的增长,性欲也会出现退化,尤其是中老年男性。那么如何通过性爱保健来增进健康长寿呢?

1. 消除陈旧观念

传统陈旧的观念认为,人到中老年性器官已经出现了不同程度的退化,既然"力不从心"就不要再想着过性生活。其实这只是片面的观念,完全忽略了老年男性的感受。老年男性应该与老伴"重温旧梦",要创造条件与儿孙们分室居住,与老伴"同床共枕",享受爱抚。对于丧偶的男性,更应该冲破世俗的目光,积极地寻找自己的幸福。再婚对于老年男性来说,并不是单纯地为了满足性生活,而是在两性抚爱和亲昵中增进夫妻之间的感情,从而使心理和生理上得到满足,以提高生命质量,达到延年益寿的效果。

2. 避免不良因素

中老年男性应该避免一些对性兴趣的不良因素影响,如中老年常见的糖尿病、心脑血管疾病等慢性病。有些中老年男性担心性生活会加重病情,从而有意识地抑制过性生活,这大可不必。中老年男性在病情稳定后,如果有一定保健措施,完全可以量力而行地进行性生活。性生活不仅能够使中老年男性的心理获得巨大的满足感,还能够在一定程度上抑制疾病的发展。

❖ 男性性健康注意事项

为什么会产生性功能障碍

男性性功能障碍是指男性不能进行正常的性行为,或者是在正常性行为中不能够获得满足感。

导致男性产生性功能障碍的原因主要有以下几个方面。

1. 不正确的性态度

有的男性心理压力过大,害怕性生活失败而产生种种忧虑,对性能力的不适当要求或者过分要求都会造成性功能障碍,阳痿是最常见的性功能障碍。

2. 外界因素

快节奏的现代生活、繁重的工作、不和谐的人际关系、人生中的些许挫折等外界因素都会对男性的内心造成一种压力,从而对性功能产生不同程度的影响。

3. 夫妻关系

夫妻之间如果存在不和谐的关系,比如猜忌、嫉妒等情况,肯定不能保证性爱关系的和谐。如果夫妻关系紧张,性爱就会变得让对方厌恶,乃至最终应付了事,长时间如此也会对男性的性功能产生影响。

4. 性爱经历

如果男性在过往的性爱经历中受到过严重的心理或者生理的伤害,也会留下难以消除的心理创伤,很容易条件反射。当男性面临同一场景时,就有可能出现阳痿、早泄、性高潮缺乏等性功能障碍。

5. 自身疾病

当男性得了一些慢性疾病,例如糖尿病,就会或多或少地出现性功能减退的现象,严重者有可能完全丧失性功能。很多慢性疾病的出现会引起男性激素分泌不足,从而造成男性缺乏正常的性冲动,久而久之就会形成性功能障碍。

男性性功能障碍的种类

男性性功能障碍一般有以下几种类型。

1. 性欲望抑制

主要表现为男性对性兴趣和性呼唤有着持续性、蔓延性的抑制。

2. 性兴奋抑制

主要表现为男性射精存在障碍,无法令男性性器官得到足够的兴奋,如阳痿、性冷淡等。

3. 性高潮抑制

主要表现为男性能够兴奋勃起,但是性高潮障碍反复发生并持续存在,又或者是不适当地推迟,如早泄、射精延迟等。

4. 其他性功能障碍

其他的性功能障碍不是很常见,如男性在性交时引起强烈的疼痛,就属于这种类型。

不宜进行性生活的时机

和谐的性生活不仅可以给男性和女性带来心理上的巨大满足,而且还是增进夫妻间感情的催化剂。夫妻间把握好时机进行性生活于双方都是有利的,但是如果掌握不好时机,就可能会对双方造成身体和心理上的伤害。因此,男性朋友不宜在以下八种情形和伴侣进行性生活。

1. 不宜酒后进行

男性在饮酒后,尤其是饮用了大量的烈酒后会导致男性阴茎勃起不坚或者是早泄等情况,影响双方性生活的和谐。酒后性生活会加大运动量,酒精对心脏、肝脏、神经等多器官的损害,加上性生活时神经系统高度兴奋,性器官广泛充血,更会加重器官损伤。另外,酒精可以导致精子发育异常,影响精子的活力和形态,对生育不利。

2.不宜疲劳时进行

性生活是一项十分耗费体力和精力的运动,男性朋友如果在疲劳过后进行性生活,往往达不到高潮,伴侣肯定也很难满意,疲劳之时过性生活,更会损害男性的身体健康。

3.不宜情绪低落时进行

有时候夫妻之间有一方情绪低落时,双方如果勉强过性生活,不仅得不到性生活的和谐,而且还会使情绪不佳的一方产生反感。久而久之就会引发一方的冷淡,从而影响双方将来的生活。

4.不宜太晚进行

有的男性喜欢在半夜或者凌晨时,或者是没睡,或者是刚醒来,面对熟睡的伴侣开始性生活。这样双方都得不到充分休息,肯定会影响白天工作的效率。另外,这样有一方被动地接受性生活,完全没有性欲,这是不和谐的性生活。

5.不宜病中进行

夫妻之间有一方生病的时候,是其抵抗力、性敏感度最低的时刻。如果这时另一方还要过性生活,其质量也不会高,还有可能把病传染给对方。

6.不宜在女方经期时进行

女性处于月经期时,子宫口开放,如果进行性交,很容易遭受细菌感染,从而导致女性子宫或附件发炎。科学研究发现,在经期性交,女性的月经分泌物会进入男性尿道,有可能会使男子发生尿道刺激症。

7.不宜在产后进行

男性朋友在妻子怀孕期间可能是最难熬的。妻子生产后,男性朋友会忍不住过早地要求性生活,这样很容易造成女性子宫复旧不良和子宫出血。医学专家通过调查显示,有接近40%的女性因产后初次做爱过于仓促,给以后的性生活蒙上了阴影。男性最好在妻子生产后第6~8周开始逐渐恢复性生活。

8.不宜被打断

很多时候夫妻都会有在性生活时被打断的尴尬,除了可能是孩子吵闹之外,还可能是朋友来访或被电话打扰。这种尴尬虽然不会给夫妻双方带来什么实质性的伤害,但是会在双方心理上投下阴影。为了消除这种尴尬,夫妻在过性生活时最好能选择合适的时间,比如孩子平常不会吵闹的时候,性生活期间可以关掉手机或者将手机调成静音等,以免受到打扰。当然,万一还是被打断了,夫妻双方也不要恼火,而应该相互安慰。假如还有条件,双方可以稍后再重新开始,或者是协商一个时间再继续。男性朋友切不可因此而产生消极情绪,更不要影响到夫妻感情。

专家提醒:临睡前进行性生活,是男性获得性爱快感的黄金时段。男性朋友结束了一天的琐事,惬意地躺在床上,睡前有充足的时间进行前戏。当翻云覆雨过后,两人都安静地睡去,一个高潮会比安眠药更管用。男性和伴侣之间的性爱应该是"随心所欲"的。男性在空闲时间不妨多留一些时间给伴侣,用亲吻唤醒伴侣,然后双方慢慢享受美好的亲密时光。

什么是"蜜月病"

"蜜月病"是近年来夫妻之间的多发病。在新婚夫妇蜜月期间，由于初次或频繁的性生活，使得女性的尿道口受到伤害，黏膜出现损伤，从而导致细菌感染并引发炎症，严重时细菌会从尿道直接侵入膀胱，引起急性膀胱炎，因此又会被称为"蜜月性膀胱炎"。

有的男性朋友阴茎包皮过长就容易储藏包皮垢。如果不及时清洗就过性生活，包皮垢很容易进入女性阴道，这样双方都有可能被感染。

不管是男性还是女性，一旦得了"蜜月病"其主要症状表现为尿急、尿痛、排尿频繁、下腹胀痛、腰酸痛、排尿不净等。男性发现自己可能得了"蜜月病"后也不要过于紧张，应先到医院进行确诊，如果真的是"蜜月病"，就应及时在医生的指导下进行治疗，选择有效的抗菌药物，多喝水好好休息，一般几天就可以康复，以后一定要注意性爱卫生，避免再次感染。

在此，衷心提醒各位男性朋友，千万不要讳疾忌医，一定要做到早发现早治疗。因为不及时治疗可能会转化成慢性疾病，对男性将来的危害更大。

第6讲
男性保健与健康

⊠ 日常生活保健

怎样消除肌肉疲劳

由于每个男性的运动量不同,所以每个人产生的肌肉疲劳程度也会不一样。一般来说,肌肉疲劳分为轻度疲劳、中度疲劳和重度疲劳。其实男性在运动后产生疲劳感是十分正常的,每个人都会存在不同程度的疲劳感。

男性轻度疲劳经过休息会在短时间内消除。中度疲劳通过采取一系列休息和保养手段也可以比较快地消除,对身体不会产生不良影响。如果男性产生了重度疲劳就要引起重视,因为重度疲劳是不能及时消除的,有时候会影响到自身的学习、工作和生活,从而可能损伤身体。

那么怎样才能尽快消除男性产生的肌肉疲劳呢?

1. 调节机体

男性朋友可以把一条腿抬高,另一条腿绷直,交替做压腿动作,这样可以促进血液循环,从而缓解肌肉疲劳。男性朋友还可以通过慢跑来保持肌肉时松时紧的状态,慢跑过后可以倒退着走路,这样不仅可以有效地缓解肌肉疲劳,而且对韧带和神经系统都有益处。

2. 按摩肌肉

男性在运动后可以让他人或者自己用推、揉、捏、按、压、拍击、抖动等手法对肌肉进行按摩。按摩肌肉能够使肌肉中的毛细血管扩张和开放,并改善局部的血液循环,加快肌肉中乳酸的代谢,从而达到消除肌肉疲劳的作用。

3. 温水洗浴

男性朋友在运动过后可以进行温水洗浴,水温以 40℃ 为宜,洗浴的时间不要太长,20 分钟即可。温水洗浴可以加速男性机体的血液循环,帮助人体进行新陈代谢,以达到加速消除疲劳和恢复体力的目的。

4. 补充营养

及时补充营养是男性朋友消除肌肉疲劳最重要的手段。男性朋友在运动后应该科学地利用营养素补充因运动消耗的物质,如蛋白质、脂肪、碳水化合物、维生素、矿物质等。除此之外,夏季还要注意多补充水和盐分,选择食物时应选择有营养且易于消化的食物,如新鲜蔬菜、水果等碱性食物。

5. 休息和睡眠

这里所说的休息并不仅仅是睡觉或者歇息。当男性疲劳时,娱乐性休息也是消除疲劳的重要方法之一。男性朋友可以通过游戏、交流、听音乐、看书、散步等方式来缓解肌肉疲劳。

另外,男性朋友一定要保证充足的睡眠。在睡眠时人体各器官活动下降到最低水平,新陈代谢减弱,能量消耗达到最低。男性机体的合成代谢有所加强,有利于恢复和补充运动所消耗的热量。

6. 药物疗法

男性朋友因运动或者工作造成严重肌肉疲劳时,可以适当地服用一些药物。药物主要以维生素为主,如维生素 B_1、维生素 B_2、维生素 B_6、维生素 B_{12}、维生素 C、维生素 E 等。服用适当的药物对消除肌肉疲劳和提高人体机能都有着积极作用。

怎样消除眼部疲劳

随着生活节奏日益加快,工作时用电脑、看图表都会使眼睛疲劳,长此以往,就会影响到男性的视力健康。那么,男性应该怎样做,才能有效地消除眼部疲劳呢?

1. 温暖双眼

从每天的温暖双眼开始做起,先摩擦双手,直到双手感觉十分温暖,把双手轻轻覆盖在紧闭的双眼上。不要刻意去压迫眼睛,盖住即可,深吸缓呼,每天坚持 20 分钟,可以有效地消除眼睛周围的疲劳。

2. 眨眼练习

当工作了很长时间以后,男性朋友可以找个时间特意地眨一眨眼睛,或者练习转动眼球,每天大概 300 次。这样不仅有助于清洁眼睛,还能给眼睛做一个小小的按摩。

3. 做眼保健操

眼保健操通过对眼部各个穴位和眼部肌肉的按压,可达到放松眼部的效果。

4. 远近看法

为了防止长期工作或学习引起近视等眼部疾病,男性朋友可以在工作或学习一段时间后,看远方 3 分钟,再看手掌 1～2 分钟,然后再看远方。这样远近交换几次,可以有效地消除眼部疲劳。

5. 中断工作

如果男性朋友需要连续工作或者学习 6～8 小时,必须每 2～3 小时休息一次。在此期间,男性朋友可以喝杯咖啡、上个厕所或者让眼睛在别处停留 10～15 分钟。

怎样预防心理疲劳

所谓心理疲劳,就是人的内心产生的一种疲劳厌倦的情绪。心理疲劳不同于生理疲劳,男性长期进行一些单调而机械的工作时,会对工作或生活的热情和兴趣明显降低,并可能产生厌倦。心理疲劳往往是带有主观意识的,不完全是客观生理变化引起的反应。

男性要预防和消除心理疲劳,必须先要从自己的内心入手。男性可通过降低内心期望值和放松心情来保持心情的舒畅。除此之外,日常生活中也要学会怎样去预防心理疲劳。那么,男性日常生活中应该怎么样做呢?

1. 培养工作兴趣

科学研究表明,男性从事自己感兴趣的工作是不易产生疲倦的,而对从事不感兴趣的工作特别容易疲劳。假如男性对所从事的本职工作不感兴趣,就应该想办法努力培养起自己对工作的兴趣。

2. 明确目标

男性在工作和生活中要给自己确立一个行动的目标,这个目标可大可小,目标是指导人的行动方向的。只有有了明确的目标才能不断地激励自己,才不会对工作或生活失去方向和动力。

3. 客观认识

男性在工作或生活中首先要对自身有一个客观的认识,不要对自己提出过高的要求,否则,不仅完不成目标,还会在无形中增加了心理压力。经历多次失败后,男性朋友就可能会被困难击倒,从而对自己从事的事情产生无力感和厌倦,形成心理疲劳。凡事量力而为,从小到大慢慢积累成功,在这个过程中男性就会建立起强大的自信,也就不会有心理疲劳了。

4. 劳逸结合

男性在工作时不仅要合理安排时间和轻重缓急,而且在生活上要有规律。在工作之余,男性朋友一定要重视积极性休息,适时参加一些体育锻炼,放松身体。这样才能有效地预防心理疲劳。

5. 磨砺意志

意志坚强的男性能够时刻准备面对困难,他不仅要克服生理疲劳的煎熬,还要克服心理疲劳时的惰性,并顺利地完成自己的目标。因此,磨砺坚强的意志是男性攻克心理障碍的必备利器。

6. 和谐关系

男性在工作和生活中一定要创造一个和谐的人际关系环境。男性应该与人为善,通过和同事、朋友等的和谐关系,使自己生活在一个融洽快乐的氛围中,这样心情也就会随之愉快很多,心理的疲劳也就不会轻易到来了。

怎样进行淋巴按摩

淋巴系统就像血液系统一样遍布人体全身,它是帮助组织液从组织间隙流回血液的一条辅助线路,对人体的新陈代谢和病毒防御起着至关重要的作用。

人类的淋巴几乎有一半位于体表层,男性朋友可以用温和的手法沿着淋巴结的通路、顺着肌肉纤维的纹理进行淋巴按摩，帮助淋巴液流动。

下面我们介绍一下三种淋巴按摩的方法。

1.腋淋巴结引流

以右手拇指外的四指指腹，连续轻轻按压左臂腋下凹陷处，按压7次后可换手压右臂腋下做重复动作。

2.腹部淋巴结引流

将左右手重叠，左手心压在右手背上，两手自心脏下沿，开始对腹腔做顺时针方向的圆形按摩轻推，以2秒1圈为最佳速度，动作宜缓慢而有节奏。

3.腹股沟淋巴结引流

（1）脚背引流。在双脚脚背的食指与踇指的连接处，采用双手的大拇指按压，并沿着脚背顺势往上滑动到脚踝处，将此动作重复做3次。

（2）小腿引流。双手以环状姿势扣住两个小腿，要四指在前，拇指在后，自下而上地滑至膝盖处，将此动作重复做5次。

（3）膝盖后穴引流。双手呈环状由下往上扣住膝盖后方凹陷处，手心朝上，四指在后、拇指在前，并以四指轻轻按压膝盖后方凹陷处，再顺势往上滑至大腿，将此动作重复做5次。

（4）大腿引流。延续膝盖后穴引流的动作，改为拇指施力，自膝盖上沿大腿前侧中线，每隔2厘米处轻按5秒后松手，双手再向上移动并重复按压，直达腹股沟位置。此时，双手除了大拇指以外的四根手指抵住腹股沟的外侧，左右同时向腹股沟的内侧做轻擦按摩。

以上就是男性3处关键部位的淋巴按摩方法，除此之外还有一些小提示需要男性朋友注意。

(1)按摩的同时使用油质或胶质的护肤品,可以起到护肤和放松的效果。在使用护肤品时要结合自身的身体状况和肤质,在手掌中加热后使用。

(2)按摩时遵循"从末端到中心"的要素,先从远离心脏的部位开始向淋巴结方向按摩。

(3)男性在运动或者浴后,身体发热时按摩效果加倍。

(4)淋巴按摩会加速水分的代谢,因此男性在按摩结束后一定要补充足够的水分。

(5)刚刚吃完饭的2小时内,或者喝酒后不宜做淋巴按摩。

(6)当皮肤表面有伤痕时,或者患有免疫系统疾病时不宜做淋巴按摩。

如何用按摩消除紧张情绪

繁重的工作和琐碎的生活都会让男性朋友或多或少地产生紧张的情绪。为了消除精神紧张造成的诸多不良影响,近年来中外保健专家探索出不少防治办法。其实有了紧张的情绪并不可怕,我们可以通过一些简单的按摩来消除自己的紧张情绪。

那么,男性应该怎样按摩才能消除紧张情绪呢?

(1)先放松地坐在垫子上,用双手大拇指在双脚板上做圆周运动,进而按摩整个脚底板,之后要轻轻地拍打小腿和大腿肌肉。大概10分钟之后就可以在一定程度上消除紧张的情绪。

(2)如果有时间,男性朋友不妨洗个澡。洗澡时要轻轻按摩自己的胸部和背部,这样就可以有效地消除紧张,增强自信心。

(3)男性当感到内心紧张的时候,可以通过按摩脸部来缓解。通过按摩脸部和按压眼角，可以令脸部肌肉放松从而心情上也会有所改观。

怎样用按摩提神

男性朋友在从事一件事情一段时间后，精神上就会出现倦怠，如果加之天气不好的原因就更提不起精神。中医提示我们，可以通过按摩一些穴位，有效地赶走倦意。那么，如何通过按摩来给男性朋友提神呢？

1. 推压百会穴

百会穴是人体最重要的穴位之一，其位置在头部发际正中直上五寸的地方，比较好找。简单地说，在两耳尖连一条线，取其中点就是百会穴。男性朋友可以用左手虎口对准百会穴，用右手抓住左手的三根手指，通过右手晃动带动左手的方式进行按摩。刚开始的时候会有一股酸胀感从大脑深处传来，此时不要紧张也不要害怕，继续下去，过一会你就会感觉倦意全无，头脑清醒。

2. 按压天应穴

天应穴又叫阿是穴，这个穴位比较笼统，没有具体的位置。男性朋友可以找到眉头下面，眼角外上角处。当男性困倦疲劳没有精神的时候，用双手大拇指按压即可，直到有一种酸胀的感觉为止，用不了多久，你就会发现自己已经有精神了。

3. 挤压睛明穴

做眼保健操时，第二节按摩的就是睛明穴。睛明穴的位置在鼻根部紧挨两眼内眦处。男性朋友可以用一只手轻轻搭在上面，沿着顺时针进行挤压。如此，既能清醒头脑又能保护眼睛。

4.按摩耳朵

如果你仔细观察人的耳朵,就会发现它特别像一个倒置的婴儿,耳朵是人体各组织器官的微缩点,在小小的耳朵上竟然分布着多达200多个穴位。这些穴位和人体全身的器官相呼应,人体的很多病症都可以通过刺激耳穴达到治疗的目的。男性按摩耳朵不仅能够耳清目明,还能提神醒脑。按摩时先用手掌心摩擦耳郭,正反面10余次,可以疏通经络,振奋脏腑,促进全身的血液循环。之后,男性用手指摩擦耳轮20余次,直到感觉微热。

跷二郎腿,男性健康的杀手锏

现在很多男性坐下的时候习惯性跷二郎腿,经常跷二郎腿不仅不是绅士行为,而且还会对身体造成一定的伤害。

男性长时间习惯性地跷二郎腿容易引起背疼,导致脊椎变形,还有可能引发静脉曲张或脑血栓,对男性的生殖健康也有一定的不良影响。

跷二郎腿对男性造成的不良影响主要表现在以下几个方面。

1.导致脊椎变形,引起背疼

人体正常脊椎从侧面看应呈现"S"形,男性长期跷二郎腿会更加容易造成弯腰驼背,脊椎将会从"S"形逐渐变为"C"字形。脊椎的变形会造成腰椎与胸椎压力分布不均。久而久之,会使脊神经受到压迫,从而引起背疼痛。

2.可能引发腿部静脉曲张或血栓塞

男性在跷二郎腿时,被压住的膝盖会受到腿的压迫,容易影响下肢血液循环。两腿很长时间保持一个姿势不动,很容易麻木。此时,如果血液循环再受到阻碍,很可能造成腿部静脉曲张或血栓塞。患有高血压、糖尿病、心脏病的男性,如果长时间跷二郎腿会使病情加重。因此,医生建议,当感到两腿肌肉麻木或酸痛时,应立刻将其放平,用双手反复揉搓或拍打,以缓解麻木产生的疲劳,尽快恢复血液通畅。

3. 影响男性生殖健康

养成跷二郎腿的习惯,对男性的生殖健康也很不利。当男性跷二郎腿时,通常两腿都会夹得过紧,大腿内侧及生殖器周围温度也会有所升高。对男性而言,生殖器处于低温状态才更有利于精子生成。温度过高会损伤精子,长此以往,可能影响生育。医生建议,男性跷二郎腿的时间最好不要超过 10 分钟,切忌两腿交叉太紧,当感觉大腿内侧出现汗渍时,最好到通风的地方走一会儿,以便尽快散热。

卫生间,与男性健康息息相关

卫生间是每个人都要经常使用的地方,人们在卫生间洗澡、上厕所、洗脸、刷牙,虽然每天都在做着相同的事,可你对它了解有多少呢?卫生间也许是我们最熟悉的地方,也许又是我们最陌生的地方。美国曾有统计称,人的一生中会有五年的时间是待在卫生间里的。

卫生间可以说是家里最脏的地方,潮湿、阴暗,特别容易滋生细菌。对男性而言,卫生间的环境和卫生习惯跟男性的健康是息息相关的。卫生间里有五件事是不能做的。

1.冲澡时张嘴

淋浴的喷头和热水器是经常有水的,有水的地方就很可能有生命。这上面会附着很多肉眼看不到的细菌,当冲洗头部时,男性朋友最好闭上嘴巴,以防细菌通过水流进入体内。

2.爱拉上浴帘

真菌最喜欢阴暗潮湿的地方,拉上浴帘就更适合真菌的生长繁殖。因此,男性朋友在洗浴后,最好拉开浴帘,并打开排气扇,通过通风换气来保持浴室的干燥,令真菌无处存活。

3.不盖马桶盖

有些男性朋友在上完厕所后冲一下马桶就完事了。其实这个习惯并不好,马桶内的细菌可能会进入到空气里,因此,上完厕所后最好还是先放下盖子再冲水。

4.牙刷放台面

当冲马桶时,马桶内的瞬间气旋能够将病毒和微生物带到最高6米高的空中,并且能够悬浮在空气中长达几个小时。悬浮的细菌和微生物随时都有可能落到墙上和牙刷上,所以男性朋友的牙刷最好放在抽屉里或者柜子里。

5.放化学用品

相比其他地方,卫生间的湿度和温度都比较高,有的家庭卫生间没有窗户,空气无法对流,这样容易造成空气污染。因此,卫生间最好不要存放过多的化学用品,各种清洁用的物品要单独存放在阴凉干燥处。

上面所讲的不良习惯,男性朋友们是否也存在呢?如果存在这些不良习惯,现在既然已经知道了害处,就从身边做起,赶快改正吧。

⬙ 饮食保健

人体必需的营养素

人体有七大必需的营养素:水、蛋白质、脂肪、糖类、矿物质、维生素和膳食纤维。人体一旦缺失了任何一种营养素都会对身体的代谢产生影响,严重的还会引发不同的疾病。

1. 水

水是生命之源,人体的各种代谢和生理活动都离不开水。水是构成人体的主要成分,占成人体重的 $60\%\sim70\%$,它还是体内所有营养物质的溶剂和运输的载体,能够调节体温和润滑组织。

2. 蛋白质

蛋白质是人体中组织和细胞的主要组成部分,含量约占人体总固体量的 45%。人体的大脑、神经、肌肉、内脏、血液、皮肤乃至指甲、头发等都是以蛋白质为主要成分构成的。此外,蛋白质可用于更新和修补组织细胞,参与物质代谢及生理功能的调控,还能提供 $10\%\sim15\%$ 的热量。

3. 脂肪

脂肪是组成人体组织和器官的重要成分。脂肪能够储存能量也可以为人体提供热量。脂肪提供给人体的热量是等量蛋白质或者糖类的 2 倍。脂肪还能促进某些脂溶性营养素吸收,合成某些激素的前体。

4. 糖类

糖类是维持人体所有生命活动所需能量的主要来源。它可以通过细胞内转变成糖原存起来,大部分储存在肝脏和肌肉里,储存的糖原又可分解成葡萄糖进入血液,供组织细胞利用。

5. 矿物质

矿物质是人体必不可少的营养素,它种类繁多,包括人体所需的钙、磷、铁、锌、铜等。矿物质能够调节人体内酸碱平衡、肌肉收缩、神经反射等。矿物质之中的钾、钠、镁是体液中主要的阳离子,阳离子通过调节体内水分,起到稳定人体内环境、平衡电解质的重要作用。

6. 维生素

维生素是维持人体正常生理功能所必需的低分子有机化合物。维生素既不能提供能量,也不能构成机体的成分,却是人体最不能缺少的。假如人体长期缺乏某一种或某几种维生素,就有可能引起新陈代谢的紊乱,从而引发疾病。

7. 膳食纤维

膳食纤维的营养价值很低,但是它在人体中具有其他营养素不可代替的营养生理功能。膳食纤维和维生素的作用差不多,人体一旦缺少就会引起新陈代谢紊乱,从而引发疾病。

总之,七大营养素是人体不可或缺的。男性朋友要在日常饮食过程中合理搭配,及时补充营养素,以保持强健的体魄。

不同年龄阶段男性的饮食调理

膳食均衡才能保证人的健康。饮食的习惯时刻关系着男性的健康,好的饮食习惯能够让男性强健体魄,充沛精神。不好的饮食习惯则会令男性身体机能下降,乃至危及男性健康。

对于不同年龄段的男性朋友,其饮食的搭配也会不一样。

男性在不同阶段应该如何调整自己的饮食呢？

1. 20～35 岁

20～35 岁，男性在这个年龄段正值人生最灿烂的收获季节。合理的膳食搭配不仅能够让男性在事业上敢于拼搏，而且能够呵护男性的生育机能，为家庭带来一个优秀的宝宝。

（1）多吃富含维生素的食物。维生素可以提高男性的免疫力，预防心血管疾病，多吃富含维生素的食物将为以后打下一个坚实的基础。如富含维生素 C 的花菜、青辣椒、橙子、葡萄汁、西红柿等；富含维生素 A 的动物肝脏、乳制品、鱼类、西红柿、胡萝卜、杏、香瓜等。

（2）矿物质不可或缺。男性多吃富含锌、镁等矿物质的食物可以促进性激素生成，保持男性的性能力，从而提高男性的生育能力。如富含锌的牡蛎、粗粮、大豆、蛋、海产品等；富含镁的大豆、马铃薯、核桃仁、燕麦粥、通心粉、绿叶菜等。

（3）保持水分的充足。人体任何细胞都不能缺乏水分，男性想保持健美的肌肉就必须饮用足够的水，因为肌肉中的水比脂肪中的水还要多 3 倍。

2. 35～55 岁

35～55 岁的男性事业和身体健康状况都十分稳定，但是会在不同程度上出现机体的老化现象，合理的膳食搭配能够减缓老化并保持一个健康的体魄。

（1）及时补充维生素 E。维生素 E 具有延缓衰老和避免性功能衰退的作用。维生素 E 是一种抗氧化剂，它能够阻止自由基对血管壁的损害，能够起到预防动脉粥样硬化、冠心病等慢性中老年疾病的功效。谷胚、蛋黄、坚果、植物油、鸡肉、花生、芝麻中都富含维生素 E。中年男性不要害怕吃蛋黄,每天吃一个鸡蛋利多弊少。

(2)及时补充钙质。钙质是人体中的重要元素,它不但是骨骼和牙齿的主要成分,还具有安定情绪的作用。情绪上有些暴躁的人应该多吃牛奶、酸奶、奶酪等乳制品,还有鱼干、骨头汤等含钙食物。

(3)膳食纤维不能少。膳食纤维能够加强肠蠕动、降低胆固醇,还能降血压和预防结肠癌。步入中年后,男性可能发福了,血压也上来了,进食富含膳食纤维的食物会令人产生饱胀感,从而达到减少食量和减肥的效果。富含膳食纤维的食物主要有麦麸、全麦面包、卷心菜、马铃薯、胡萝卜、苹果、莴笋、菜花、芹菜等。

3.55 岁以后

55 岁以后,男性机体的各项指标下降严重,逐步迈入老年期。老年男性也要合理搭配膳食,更要注重对自己的保养,以便度过一个健康的晚年。

(1)蛋白质补充适当。老年男性已经过了追求肌肉发达的年纪,应该适当地补充一些蛋白质,但不宜过多,否则会加重自身的疲劳感。应该多搭配新鲜蔬菜和水产品,才能使身体得到很好的恢复。

(2)老年男性应该降低脂肪的摄入。老年男性虽然不能完全不摄入脂肪,但可以以植物脂肪为主。脂肪摄入过多,不仅会引起肥胖,还会让老年男性动脉粥样硬化乃至导致某些癌症。老年男性可以多吃一些降脂食物,如香菇、海带、山楂等。

(3)老年男性不妨多吃一些补脑益智的食物。经科学研究发现,含有卵磷脂、脑磷脂、谷氨酸等物质的食物能够提高大脑活力并延缓大脑的老化和衰退。因此,老年男性可以多吃一些大豆、蜂蜜、核桃、松子等补脑益智的食物。

饮食瘦身的原则

肥胖已经成为危及男性健康的重要因素,肥胖带来的各种疾病令男性苦不堪言。于是减肥瘦身就成了多数"肥男"救命的稻草,传统的减肥观念就是饿肚子,不饿怎么能瘦?而现代科学观念是吃饭也能瘦下来。关键是男性要懂得饮食瘦身的原则。

被肥胖缠身的男性朋友如果能遵循以下饮食瘦身原则,吃饭照样也能瘦下来。

1. 少量多次,不让自己饿肚子

减肥瘦身的过程是艰辛的,常常要忍受饥饿,其实也可以不饿肚子照样减肥。当你感到肚子饿时可以选择性地吃点东西,如番茄、脱脂牛奶或白煮蛋,免得饿极了控制不住而胡吃海塞。科学研究表明,一顿大餐比3~4顿小餐更容易让人发胖。因为男性吃得多,消化液分泌也多,食物消化、吸收后更容易出现脂肪堆积。

2. 以粗粮代替主食

米饭或者面食是我们的主食,人们从主食中可获得很高的热量却得不到太多的营养,这更会使男性朋友发胖。男性可以多吃一些粗粮来代替主食,如糙米、全麦制品等。粗粮中富含膳食纤维和营养物质,膳食纤维不仅可以预防便秘、大肠癌、心血管疾病等,还可以让人产生饱腹感,从而起到减肥的效果。

3. 口味清淡，少添加调味料

男性朋友在吃菜的时候尽量要做到口味清淡，虽然生菜沙拉和水煮青菜的确是减肥者理想的食物，但是如果上面加了一层调味料，那就失去减肥的意义了。像油、盐、糖、味精等调味料，都富含高热量。如果你实在是重口味的人，可以选择葱、姜、大蒜、胡椒等调味料，这样既能让食物味道鲜明，也更有益于身体健康。

4. 饭前先喝一碗汤或一杯开水

大多数人喜欢饭后喝汤，顺便"溜溜缝"，这样很容易让人吃得太撑，并且会冲淡胃液、影响消化。饭前喝汤就可以先让肚子存点"水货"，有一点饱腹的感觉。男性朋友可以通过饮食次序的调整无形中改变饮食的效果。

5. 选择较费事的食物吃

男性朋友在吃饭的时候可以选择费工夫去剔骨、挑刺的食物，这样就能够拖延进食时间并满足人的咀嚼欲望，从而提早出现饱腹的感觉。

6. 细嚼慢咽

聪明的瘦身用餐法应该尽量地延长用餐时间（每餐至少要花 20 分钟以上），做到细嚼慢咽，乃至故意多咀嚼几次，这样可以提早产生饱腹感，也可以减轻肠胃的负担。

7. 吃饭八分饱

"八分饱"是很多长寿者的养生秘诀。吃饭不吃太饱，保持八分即可，这样既不会让自己觉得饿也可以降低热量的摄入。

8. 吃完东西刷牙或漱口

在吃完东西后马上刷牙可以减少患口腔疾病的机会，还能使口腔清爽,不致随意想吃东西。如果有条件,男性朋友可以准备一套刷牙用品在办公室,即使不刷牙也可以漱漱口,以时刻保持口腔清新,抑制吃东西的念头。

9. 尽量不吃零食

男性相对女性来说,对于零食没有那么钟爱,但是也要尽量不吃零食。

10. 早吃好,午吃饱,晚吃少

美国生理学家研究报告指出,人体的新陈代谢率在上午是优于下午的,而下午又大于晚上。如果晚上吃的东西太多,更不容易被消化吸收,而早餐是每天早上所有能量的来源,一定要吃好。

备受肥胖困扰的男性朋友,严格遵循上述十大饮食瘦身的原则,再加上适当的体育锻炼,相信不久的将来,你会摆脱肥胖的困扰。

最适合男性的食物

食物不仅为男性提供必要的能量和热量,而且更关系着男性的健康。什么样的食物适合男性食用呢?其实有很多食物是适合男性的,我们简单地推荐几种适合男性的食物。

1. 粗粮

男性经常吃粗粮可以保持大便通畅,加快体内垃圾和毒素的排出。粗粮还含有很多维生素和矿物质,能够调节肠胃,提高男性的免疫力。如红薯、土豆、玉米、荞麦等都是粗粮。

2. 豆豉

营养学家研究发现,男性经常吃豆豉有助于消化、增强脑力、提高肝脏解毒能力。此外,豆豉还能促进体内新陈代谢,清除血中毒素,起到净化血液的作用。豆豉的蛋白质和氨基酸含量很高,是男性必不可少的食物。

3. 葡萄酒

男性适度饮用葡萄酒有益于心脏健康。葡萄酒内含有丰富的柠檬酸,它不同于众多的酒精饮料。

4. 绿茶

科学证明绿茶中含有许多解毒因子,解毒因子可以与血液中的有毒物质相结合,并加速其从小便中排出。男性长期饮用绿茶还能防癌、降血脂并减轻尼古丁对吸烟男性的伤害。

5. 水果或果汁

常见的水果如柠檬、橘子、柚、葡萄、甘蔗汁、青梅、苹果、番茄等,它们的味道多是酸性的,在男性体内经过代谢过程能够在血液中呈现碱性。男性常食用水果不仅可以平衡体液酸碱度,而且还能获取维生素和矿物质。

6. 绿叶蔬菜

绿叶蔬菜一般多为碱性,可以中和代谢过程中产生的过多的酸性物质,使体液保持弱碱性,从而加快血液排毒。蔬菜中含有丰富的维生素、膳食纤维和微量元素,常见的绿叶蔬菜有萝卜叶、青菜、油菜叶、菠菜、荠菜、大白菜、胡萝卜、菜花、甘蓝等。

7. 海带和紫菜

海带、紫菜等海菜中含有大量胶质。胶质能够促使体内的放射性物质随同大便排出体外。海菜中含有碘元素,多食用可以预防甲状腺增生,还能降低癌症的发病率。

8. 黑木耳

黑木耳能抑制血小板凝聚,能有效地降低胆固醇,对预防心脑血管疾病有着很大的好处。男性多食用黑木耳有助于清理肠胃,促进各方面代谢。

男性运动时饮水须知

男性在运动中会大量出汗,汗水带走了人体中的大量水分。如果不及时补充丢失的水分,就有可能引起脱水,脱水可以使人体的生理功能和运动能力下降,对男性身体造成伤害。

一般情况下,当脱水占体重的 2% 时,男性机体的耐热能力便会降低;当脱水达到 4% 时,男性肌肉耐力降低;更有甚者,严重脱水可使人体体温过高和循环衰竭乃至造成死亡。因此,男性要在运动时及时补充水分,这样才能既锻炼了身体又不会对身体造成伤害。

男性朋友在运动前后的补水也是有一定方法的,科学的补水方法能让男性在运动时更有活力。运动时饮水要注意以下几个方面。

1. 水质

运动时饮水尽量不要喝汽水等碳酸饮料,最好喝白开水或 1% 淡盐水,这样在补充水分的同时也可以补充因运动流失的盐分。

2. 水量

运动前一定要准备充足的水量,专家建议在运动前 1 小时先补充 300 毫升水。男性在运动过程中应采取"少量多次"的方法来补水。一次饮水量应控制在 200 毫升之内,两次饮水间隔

15分钟以上,饮水速度要慢一些。这样既可以让你"耐渴",又让你的水"耐喝",还不会加重机体运动中的负担,可谓"一举三得"。

3.水温

有的男性习惯在运动后喝冷饮,感觉特别"过瘾"。其实这是不正确的,人的体温平均在37℃左右,经过运动会有明显升高,达到39℃。如果男性朋友此时饮用冷饮或过凉的水,就会强烈刺激胃肠道,可能会引起肠胃痉挛,从而容易造成肠胃功能紊乱等急性病症。

常见的抗衰老食物

生活中有很多常见的食物可以延缓男性的衰老,科学地认识和合理地搭配食物,可以让男性通过膳食来调整机体的活力,达到延缓衰老、延年益寿的目的。

以下我们简单地介绍10种常见的抗衰老食物供男性朋友在日常生活中参考选择。

1.松子

《海药本草》中记载:"松子,湿肠胃,久服轻身延年不老。"男性经常食用松子可以降低血脂水平,防止心血管疾病和动脉粥样硬化,还可以预防缺血性或出血性脑病,对男性抗衰老有明显的作用。

2.核桃

《食疗本草》中这样记载:"常服核桃令人能食,骨肉细腻光滑,须发黑泽,血脉通润。"男性经常食用核桃可以降低血清胆固醇,防止心血管疾病发生,对于男性尿路结石和慢性支气管炎也有很好的疗效。

3. 鱼肉

鱼肉中富含一种特殊的多链不饱和脂肪酸,这种成分能降低血脂、抑制血小板凝集。喜欢吃鱼的男性朋友得脑血栓的概率不高。鱼肉能预防脑血栓、脑卒中和心肌梗死的发生。

4. 黑木耳

黑木耳有清肺益气、补血活血、清涤胃肠的功效。除此之外,它还含有丰富的蛋白质、糖类、各种维生素,黑木耳的脂肪和糖的含量很少。因此,患有肥胖、糖尿病、高血压、高血糖的男性可以多吃一些。

5. 白萝卜

萝卜有"通气"之功效,能促进肠胃蠕动并帮助消化。萝卜中还有很多种酶类和杀菌素,能够抵抗传染病对机体的侵袭,并提高免疫力。

6. 蜂蜜

"安五脏,益气补中,久服能强志轻身,延年益寿。"这是中医对蜂蜜的诠释。蜂蜜中含有脑细胞活动所需的能源葡萄糖和果糖,这种糖分不会使人发胖,男性经常食用能提神补脑,聪耳明目,焕发容光。

7. 芝麻

芝麻具有"补五脏、益气力、长肌肉、填脑髓;久服,轻身不老"的作用。现代医学认为,芝麻中含有维生素 E、卵磷脂等抗衰老物质,久服能够保持皮肤光泽,延年益寿。

8. 杏干和杏仁

《黄帝内经》中把杏列为五果之一,并认为杏能"补精益气",

男性经常食用能起到抗衰老的作用。

9. 香菇

香菇中含有十分丰富的维生素、无机盐及微量元素,还含有 30 多种酶和 18 种氨基酸、核酸类等。香菇能够抑制血清和肝脏中胆固醇上升,对动脉硬化起到预防作用。香菇内含有一种干扰素诱导剂,能够诱导人体产生一种干扰病毒的干扰素,从而大大地提高男性机体的免疫力。

10. 大枣

民间有俗语"一日食三枣,百岁不显老。"大枣内维生素的含量很高,能够促进毛细血管健全,有补气养血的功效。大枣对皮肤也很有好处,男性经常食用大枣可以保持皮肤光泽,还能去除老年斑等。

◈ 生殖系统保健

前列腺保养细节

前列腺是男性生殖系统和泌尿系统中十分重要的腺体。前列腺疾病几乎成了"男性杀手",有时会让男性尿频、尿急,有时让男性连顺畅排尿都成为一种奢侈。前列腺疾病时刻折磨着男性的生理和心理健康。因此,男性前列腺的保养就显得十分重要。男性前列腺保养细节做得好,不仅可以预防前列腺的疾病,而且一旦疾病到来也能稳定情况积极治愈。

那么,男性如何保养前列腺呢? 我们总结了以下十点供男性朋友参考。

1. 多饮水

男性每天要坚持喝 2～2.5 升水,从而达到多排尿,稀释尿液浓度的目的。因为尿液浓度过高会对前列腺产生一些刺激,前列腺长期受到不良刺激就会受到伤害。

2. 不憋尿

男性朋友当感到膀胱充盈有尿意时,就应立刻小便,因为长期憋尿对膀胱和前列腺都不利。特别是在乘坐长途汽车前,一定要先排空小便再乘车,如果途中尿急则应向司机打招呼,下车排尿,千万不要憋尿。

3. 节制性生活

男性在年轻的时候就要注意预防前列腺疾病,保持适度规律的性生活,不要纵欲也不要禁欲。频繁的性生活能够让前列腺长期处于充血状态,以致引起前列腺增大;过分禁欲时也会引起胀满等不适感,同样对前列腺不利。

4. 放松心情

男性工作或生活压力大可能会导致前列腺增大。医学证明,当男性心理压力缓解时,前列腺症状会得到舒缓,所有男性都应该在工作或生活中尽量保持放松的心情。

5. 温水洗浴

经常洗温水澡可以缓解肌肉与前列腺的紧张。如果男性每天能坚持用温水坐浴阴部 1～2 次,对初期前列腺疾病可以起到良好的缓解作用。

6. 保持清洁

男性的阴囊具有伸缩性,有时候分泌的汗液会附在阴囊上。再加上阴囊是男性的隐私部位,通风性差,包皮、包茎等疾病很容易让细菌侵入。如果男性朋友不引起重视,阴部就有可能感染发炎从而导致前列腺炎。男性保持阴部清洁和及时进行包皮手术可以提早预防前列腺疾病的发生。

7. 避免受寒

男性朋友不要经常坐在凉椅上,凉意能使交感神经兴奋增强,引起尿潴流,导致尿道内压增大,而引起反流。

8. 减少摩擦

有时男性朋友会在运动过程中对会阴部发生局部摩擦,会阴部摩擦会加重前列腺的症状。因此,男性应尽量减少骑自行车等摩擦会阴部的运动。

9. 克服不良习惯

医学证明,男性的不良习惯会不断刺激前列腺,从而引起前列腺疾病。如抽烟、喝酒、吃辛辣、油腻等食物都可以刺激前列腺。男性应该学会克服自己的一些不良习惯,这不仅仅是为了预防前列腺疾病,也可以预防其他疾病。

10. 不久坐,多锻炼

像出租车司机、办公室白领这种长期坐着的男性更容易患上前列腺疾病。因此,男性朋友不要坐的时间太久,应尽量利用空闲时间进行体育锻炼,以增强体魄,只有这样才能应对任何疾病的到来。

睾丸疾病及保健

睾丸是男性内生殖器的重要组成部分,担负着男性繁殖后代的重任。睾丸随男性的性成熟而迅速生长,到了中老年也会随着性功能的衰退而萎缩变小。虽然睾丸很小,藏身之处也很隐秘,但是它却经常会受到疾病的侵袭。因此,男性了解睾丸疾病和保健措施是十分有必要的。

1. 常见的睾丸疾病

(1)隐睾。

正常情况下,胎儿在母亲子宫内发育到后期,睾丸就会降入阴囊内进行生长和发育。也有一些发育意外的胎儿,大概有3％的足月产男婴和30％的早产男婴会发生隐睾(睾丸未降)。患有隐睾病的大多数男婴,在出生后的几个月里睾丸会降入到阴囊,只有0.8％的男婴在出生后一年睾丸仍未降入阴囊,以后睾丸可能再也不会降入。生理上的疾病和心理上的负担可能会影响孩子的一生。因此作为孩子的父母应该努力开导放松孩子的心情,并在青春期之前尽快做手术,从而解除孩子的生理和心理障碍。

(2)异位睾丸。

睾丸从腹股沟管下降过程中,有可能没有降入阴囊内的正常位置,从而引起异位睾丸。异位睾丸的病例虽然很少见,但也是存在的,这种病症也需要在青春期前尽快做手术。

(3)无睾。

无睾包括先天性单侧或双侧无睾,男婴的睾丸可能会被某种毒素所破坏,从而造成了无睾这种情形。无睾可以通过手术植入假睾来治愈。

(4)多睾。

正常男性的睾丸是两个,也会有男性的睾丸超过两个。一般情况下多余的睾丸极少能正常发育,还有可能引起病变,因此要尽快做手术切除多余睾丸。

（5）并睾。

并睾是指两侧睾丸融合为一体，可发生于阴囊内，也有可能在腹腔内，一般还会伴有先天畸形。

（6）睾丸炎。

睾丸炎是男性后天最容易引起的病症，它是由细菌和病毒引起的。睾丸本身是很少发生细菌性感染的，睾丸附近有丰富的血液和淋巴液供应，睾丸对细菌感染的抵抗力很强。细菌性的睾丸炎一般是由于邻近的附睾发炎引起，因此，其又被称为附睾—睾丸炎。能引起睾丸炎症的常见的致病菌有葡萄球菌、链球菌、大肠杆菌等。有时候病毒也会直接侵犯睾丸，最常见的病毒就是流行性腮腺炎病毒。

2. 睾丸疾病的危害

先天或者后天的睾丸疾病会给男性带来很大的危害，主要表现有以下几个方面。

（1）导致男性丧失生育能力。

附睾炎如果长期得不到合理治疗，就有可能会造成无精症或者是死精症，从而引发男性不育，使男性彻底丧失生育的能力，该病还会传播给性伴侣，引发伴侣发生严重的妇科疾病。

（2）导致男性丧失性功能。

附睾炎能够让男性性功能出现下降，如果严重的话，还可能会直接导致男性性功能丧失，给夫妻的性生活带来极大的困扰。

（3）导致其他病症。

附睾炎可能诱发其他严重的疾病，如前列腺炎、精囊炎、精索静脉曲张、肾炎、内分泌疾病等，病变严重的会形成恶性肿瘤，危及男性生命。

（4）导致无精症。

如果附睾发生病变会变得肿大，形成附睾硬结，附睾硬结严重的话就会形成脓肿，给阴囊的皮肤造成一定影响，还会使睾丸分界不清，引起无精症，影响男性生育。

3. 睾丸保健

男性应该做好睾丸的保健，为它营造一个舒适的环境。那么，男性应该如何做好睾丸保健呢？

（1）保持局部低温。

睾丸必须在低于体温的情况下才能够正常产生精子。当睾丸的温度升高时会影响精子的质量和数量，影响男性的生殖能力。

（2）创造舒适宽松的环境。

男性在穿衣上要注意，不要穿太紧的内裤和裤子等，紧身衣服会造成局部血液循环不畅，影响睾丸制造精子的能力。

（3）定期做睾丸检查。

医学专家建议，男性朋友应该定期检查自身的睾丸，正常的睾丸，外部光滑而结实，但不坚硬，男性朋友如果发现睾丸异常应及时就医。

男性朋友自我保养睾丸时不仅要做到以上三点，还应该注意合理膳食，多做体育锻炼来强化自身的免疫力，以避免睾丸受到病毒的侵害。

阴茎疾病与治疗

阴茎是男性主要的性器官，阴茎的健康与男性的性生活有着密切的关系。阴茎也是十分薄弱的器官，经常会受到病毒或者细菌的侵害，容易造成炎症，严重影响着男性的身心健康。

常见的男性阴茎感染疾病主要有"五大炎症"。

1. 感染性的包皮龟头炎

感染性的包皮龟头炎一般是由于性交活动感染了白色念珠菌、滴虫、衣原体、支原体、淋病双球菌等细菌引起的。由于包皮过长，清洁不够，包皮和龟头之间堆积了大量的包皮垢，包皮垢刺激局部的包皮和黏膜发生炎症，从而形成感染性包皮龟头炎，这时包皮龟头上就会有包。

2. 阴茎珍珠疹

医学上对珍珠状阴茎丘疹的病因和发病原理尚未明确。根据多年的医学研究发现，阴茎珍珠疹的发病原因和包皮龟头的炎症长期刺激有密切关系，发病年龄多见于青年男性。其损害主要发生在龟头的边缘与冠状沟交界处或者系带处。阴茎珍珠疹发病初期为单个或密集排列呈一行的丘疹，一般的丘疹不会变化也没有压痛、没有破溃。如果男性存在不洁的性接触史，小丘疹增多增大，就要引起注意，不能排除性传播疾病的可能性，要尽快到医院进行诊治。

3. 阴茎毛囊炎

阴茎毛囊炎最常见的主要病原菌为葡萄球菌感染，发病人群多为免疫力低下或者糖尿病患者。阴茎毛囊炎多数发病是因为皮肤瘙痒，男性用手抓挠患处造成皮肤损伤，病原菌乘机入侵毛囊而引起的炎症。

4. 生殖器疱疹

男性患有生殖器疱疹的初期会表现出红点或者是红斑，进而迅速发展为成簇分布的小水疱，继续发展数日后成为小脓疱，破溃后会形成糜烂面和浅溃疡,生殖器局部出现红肿,伴有瘙痒、烧灼样疼痛。有些男性的病症会比较轻,但是具有很强的传染性,并且容易复发。生殖器疱疹的发病位置一般在阴茎、龟头、阴茎根部、会阴部和肛门周围。

5.尖锐湿疣

尖锐湿疣发病初期为淡红或者污红色粟状大小赘生物,形态有丘疹状、乳头状、菜花状、鸡冠状,性质细嫩、顶端稍尖,没有疼痛或者瘙痒的感觉,尖锐湿疣会慢慢长大和增多。尖锐湿疣的发病位置一般在阴茎、龟头、阴茎根部、会阴部和肛门周围。

总之,男性应该经常了解自己的性器官,如果有疾病侵袭,就要尽快就医治疗。日常生活中做好个人私处的卫生清洁,可以有效地减少被细菌感染的概率。

男性需要了解的性常识

男性想要拥有和谐美满的性生活,就必须懂得一些性常识。下面我们总结了男性必备的五条性常识供男性朋友们学习。

1.不要奇怪没反应

有时男性阴茎的勃起并不是男性自己能够主观控制的,它是一种生理现象。当男性身心疲倦或者压力很大的时候,往往不会有性冲动,这也是很正常的。因此,男性朋友不要奇怪自己为何没有性冲动,当男性心情放松,没有压力时,它自然会来的。

2.尽量避免性爱的分心因素

有些男性在家很容易分心,关键时刻没有"性致"。调查研究发现,男性在床上看电视被选为最大的性欲杀手。一闪一闪的屏幕会使男性灵敏度降低,想睡觉。男性朋友应尽量避免性爱的分心因素,从关上电视开始吧。

3. 每周至少进行一次性生活

男性每周能保证一次以上的性生活可以远离疾病和抑郁的情绪,能够使男性在未来的一周里身心愉悦,压力也会得到缓解。

4. 变换姿势

男性在性生活时要给予对方新鲜和刺激,不妨变换一下姿势,这样也许会让双方的心情更加愉悦。

5. 注意避孕

特别是年轻的男性,也许这个时候你还不想要孩子,因此过性生活时一定要注意避孕。避孕套是最便捷、最安全的避孕工具,除了避孕还能有效地防止艾滋病等性病的传播。

规律性生活的益处

研究表明,规律的性生活不仅不会对男性造成伤害,而且还会带来诸多益处。规律的性生活能够给男性带来以下八大健康益处。

1. 增强力量,使男性更强壮

规律的性生活除了能消耗热量,还能帮助男性强化骨骼和肌肉力量。男性在性爱时能够产生雄性激素,雄性激素可以帮助男性保持健康的能量水平、情绪状态、所需营养以及正常的性欲。

2. 减少疾病,预防癌症

性生活有规律,有助于清理男性的前列腺。科学证明,性生活规律的男性患前列腺癌的概率可以降低 30%,还能帮助减少感冒、慢性疲劳等疾病的出现。

3. 稳定血压,增强心血管的健康

规律的性生活其实是男性锻炼身体的一种方式,对心脏健康有着十分有效的作用。性生活可以帮助男性调节、稳定血压,从而增强心血管的能力,保持心血管健康。

4. 减轻压力,愉悦心情

性爱的过程可以有效地释放男性内心的压力,缓解精神紧张,达到愉悦男性身心健康的目的。有规律性生活的男性,在面对压力时的抗压能力更强,更容易释放出愉悦的激素,带来快乐的心情。

5. 化解矛盾,增进夫妻感情

俗话说,夫妻间"越做越爱",这是很有道理的。科学证明,当男性高潮时刻,会产生大量的后叶催产素,也被称为"爱情激素",其产生的数量是正常水平的5倍。"爱情激素"能够让男性更爱对方,可以帮夫妻建立信任,增进感情,缓解双方的矛盾等。

6. 增强免疫力,减轻痛楚

男性有规律的性生活能够提高免疫球蛋白的水平,从而提高了男性机体免疫系统的能力。规律的性生活还能使男性的头痛、关节痛等疼痛得到缓解,止痛药用量明显减少。

7. 保持体重,改善睡眠

有规律性生活的男性一般睡眠都很好,男性在性生活后能够很快地进入到深度睡眠。良好的睡眠状态能够保持男性的体重,降低血压,益处多多。

8. 保持生殖器官健康

健康是锻炼出来的,适度规律的体育锻炼能够帮助男性保

持体形;规律的性生活能够有效地预防男性男科疾病的出现,保持生殖器官的健康。

性生活既能给男性带来健康的体魄,也能给男性带来无尽的欢乐。但恣意放纵的性生活是不可取的,规律的性生活才是男性保持活力的正确选择。

值得关注的与女性有关的男科疾病

男科疾病是男性身体和心理的"隐形杀手",肆意荼毒着男性的身心健康。其中就不乏与女性有关的男科疾病,这些疾病可谓是"双面杀手",既伤害男性健康也有可能祸及女性。

为了男性和伴侣的身心健康,一定要关注一些与女性有关的男科疾病。下面我们介绍一下危及男性和伴侣身心健康的四大"杀手"。

1.非淋菌性尿道炎

非淋菌性尿道炎是男性临床最常见的泌尿系统感染疾病之一,其致病原主要是衣原体、支原体等。非淋菌性尿道炎一般是通过性接触传播,男女都可以成为传染源,其潜伏期为1~3周。该病在临床主要表现为男性尿道刺痒、烧灼感和排尿疼痛,在男性的尿道口处会有浆液性或脓性分泌物出现,部分男性患者可能会伴有小腹痛、会阴、肛门、睾丸胀痛等临床表现。据统计约有20%的患者会有淋球菌双重感染。患有此病的男性朋友应该及时就医治疗,如果治疗不彻底可能会引起附睾炎、前列腺炎等炎症。男性传播给女性会造成女性阴道、宫颈、盆腔、输卵管的炎症,严重的甚至会影响下一代的健康。

2.淋病感染

淋病感染主要通过性交传染,其初期易发于尿道,形成淋病性尿道炎。其症状表现为尿道口红肿、灼痛,伴有尿频、尿急、尿痛,可能会有黄绿色脓性分泌物出现,且有异味。淋病感染不明显的患者,容易造成误诊、漏诊,病症持续会发展为慢性淋病感染。男性朋友若不及时诊治,就有可能引发前列腺炎、精囊炎、附睾炎等并发症。如病情加重或恶化,就有可能损伤男性的生殖系统,传播给伴侣也会带来极大危害。淋病双球菌对抗生素具有敏感反应,患者应该及早关注,及早治疗,这样治愈率才高。

3.病毒疣

所谓的病毒疣又被称为生殖疣,主要是由人类乳头瘤病毒HPV引起。男性发病位置大多为龟头、冠状沟、包皮、尿道口等。通过性传播可以引起伴侣大小阴唇、阴道、宫颈、肛周等部位的发病。病毒疣发病初期为淡红色小丘疹,随时间延长逐步增大、增多,可能会呈现乳头状、鸡冠状、菜花状,部分巨型湿疣,如果长期得不到治疗或者是治疗不当,就会引发癌变,直接危及男性和伴侣的生命安全。

4.生殖器疱疹

男性生殖器疱疹感染的位置一般为包皮、龟头或冠状沟,有时也会发生在尿道。男性生殖器疱疹也是具有传染性的,并且容易复发。生殖器疱疹的临床表现为:生殖器出现红斑、痒、细小水疱、疱壁薄、破后糜烂、形成小脓疱等。形成的小脓疱容易溃烂,复发率极高,患者痛不欲生。据统计,生殖器疱疹患者一年内平均复发 4 次,还有诱发生殖器癌的可能性。男性朋友一旦染病,缠绵不愈,身心俱疲,还有可能会引起不育,通过性生活传播给伴侣会引起女性的不孕、死胎、畸胎等。当然,生殖器疱疹也绝对不是不治之症,只要男性朋友能够明确诊断,对症下药,定期复查,是完全可以控制并能最终达到治愈效果的。

因此,男性朋友要养成良好的生理习惯,并能够洁身自爱,才能够有效地避免这些传播性的男科疾病。当男性朋友发现患有男科疾病时要引起重视和关注,及早就医治疗,避免传播给伴侣。只要男性有健康的体魄和积极预防的态度,就能够有效地规避"隐形杀手"带来的伤害。

第 7 讲
男性运动与健康

✖ 运动与强健体魄

从头到脚做锻炼

"生命在于运动",男性想获得强健的体魄就离不开锻炼。男性锻炼身体少不了好的方法。下面介绍一些简单易行的方法,帮助男性从头到脚做锻炼。

1. 头部锻炼

把头用力向胸部低垂,然后再用力向后仰伸,或者是用双手交叉抱头用力前拉等到颈部感到有点酸麻为度。稍微停止片刻,再让头部向左或者向右侧弯曲,当感觉到酸痛时交换方向。同样停止片刻,用颈部带动头部沿顺时针方向缓缓转动三周,然后反方向再转动三周。如此简单的锻炼男性朋友们随时随地都可以做,既可以锻炼头部也能够缓解工作或学习带来的疲劳感。

2. 肩部锻炼

肩部锻炼可以简单概括为:"一上一下,同上同下,上下前后。"耸肩锻炼有三种:一是一肩高耸,一肩下降,反复多次进行;二是两肩同时向上耸动又同时下落;三是两肩一上一下向前后环绕颈旋转。男性朋友通过这几个简单的动作,可以增加肩部的血液循环,有效地预防肩周炎等肩部疾病。

3. 体侧锻炼

两腿自然开立,两臂伸直向上举起往后摆,挺胸收腹,深吸一口气,用力拉伸肩、背、腰部肌肉并保持 3～5 秒钟,然后恢复上体直立状态深深地呼气。当感到上身疲劳时也可以坐在座位上，把上体缓缓地转动。体侧锻炼不仅可以缓解身体疲劳，而且还能够对驼背、脊椎错位有很好的预防作用。

4. 手臂锻炼

用双手扶住桌子或者墙壁，两腿并拢并伸直，面对桌子或墙壁撑住，形成一个斜角；然后使身体下降，把全身的重量压在双臂上，利用手臂的力量把身体撑起，连续做 15～20 次。

5. 腿部锻炼

坐在椅子上，把小腿用力前甩，到一定高度时，脚面绷直，停止片刻后放下，再抬起，反复做这个动作，就可以锻炼腿部肌肉。

6. 脚部锻炼

一只脚脚尖点地，用腿部的力量带动脚转动，也可以坐着凌空抬起一只脚，用脚部的力量转动脚踝。每只脚转动 3～5 周，交替进行。

拉伸韧带注意要点

很多时候男性会羡慕女性有窈窕的身姿，柔韧的身段，而自己拉一拉韧带时不是拉不动就是拉伤了。当然，女性天生韧带就比较柔韧，不过，男性通过后天的锻炼也能使韧带更加柔韧。很多练习过瑜伽的男性也具有十分柔韧的韧带，那么，男性在拉伸韧带时应该注意哪些要点呢？

1. 从脚踝开始

男性朋友先找一个平整的地方席地而坐，把左脚放在右腿膝盖上，用双手握住左脚的脚踝活动。然后，保持左腿姿势，一手将左腿膝盖向下压，来回往复练习。几次之后把左腿放下，换右腿，压膝盖的过程中要尽量把肚皮贴到腿上，贴得越紧，韧带拉伸的效果越好。

2.拉伸脚背

此动作要求男性跪坐在地上，脚背贴地，缓缓向后躺，最高标准是后背着地，这个过程注意别把膝盖抬起来。

3.拉伸双腿

要求男性朋友单腿放在高处，人站立，身体一点点向下压，适可而止。压腿几次后换另一条腿。

4.竖叉下腰

双腿前后分开，双手扶腰，慢慢地下腿，尽量能下多深下多深，最高标准是贴地面，要求后脚面贴地，并保持上半身直立。

5.横叉下腰

要求双腿左右分开，脚跟着地，双脚勾起，保持平衡慢慢下腿，尽量做到贴到地面。

6.压胯锻炼

双腿跪地，膝盖努力打开，双手撑地，像青蛙一样，努力将腰胯向后方下压，最高境界也是贴地面。

7.拉伸手臂

男性可以站立也可以平坐，将双腿伸直，用双手努力地去碰触双脚，一开始可能很难碰到，可以多尝试几次，一旦碰触到可以保持10秒左右。

男性朋友只要按照上述方法勤加练习，肯定可以拥有柔韧的韧带。柔韧的韧带可以使关节更加灵活，避免在运动中肌肉受伤。

不过，男性朋友在进行韧带拉伸练习时要先进行热身，可以先活动一下头、手、腰、腿的各个关节处，然后再慢跑10～15分钟。当身体逐渐活动开了,就不会造成运动受伤,也就达到了热身的目的。同时要注意的是,拉伸韧带的过程一定要结合自身身体来锻炼,切不可操之过急,一旦感到不适,就应立刻停止拉伸。

增加肺活量的运动

人类通过不断地呼吸新鲜空气来为机体提供含氧血液,通过肺来进行呼吸作用。其实,大多数人只是利用了自己肺活量的三分之一,因此,男性朋友要积极地锻炼肺部,增加肺活量,并为人体提供更多氧气,这样人们才有充沛的精力。

男性在闲暇之余多做一些适当的运动,就可以增加肺活量。

1. 扩胸运动

将双臂展开伸直,手掌向下,手臂向前平举并保持手掌向下,缓慢而有力地分别向左右两侧做展胸的动作,然后再把双臂从两侧收回到身体前面。当双臂上举展胸时,吸气,双臂收回时,呼气,初次练习可以先做 30 次,然后增加到 50 次,逐渐增加到 100 次。

2. 伸展运动

把双臂伸直向前上方举,手掌朝上,缓慢而有力地向头后方伸展。这时可以把上体重心后移,略微弯曲,尽量让肩关节得到最大的活动空间,力度要使肩关节有明显的震感,然后收回双臂。当双臂上举时吸气,双臂收回时呼气,将此动作反复做30～50 次。

3. 慢跑

慢跑是锻炼肺部功能最简单有效的有氧运动。每次慢跑的距离不宜太长,保持 300～500 米为宜。慢跑的过程中要做到呼吸自然,呼吸节奏尽量和脚步相协调,慢跑的时候一定不要憋气。

4.腹式呼吸

腹式呼吸可在室内也可在室外进行,最好是在天气晴朗的户外,找一个安静平坦的地方自然坐下,全身放松,缓慢呼吸。在吸气时,想象大自然的清新空气,进入下丹田,小腹会自然地缓缓鼓起;呼气时,腹部要尽量往内缩,气要缓缓呼出来。腹式呼吸的过程要求做到:轻、细、深、长,没有声音。每次练习不少于 15 分钟,经过一段时间练习最好能保持在 30 分钟左右。腹式呼吸有利于扩展肺部的下叶组织,并能维持良好的肺活量。

上述增加肺活量的四种方法只要坚持做,再适当地做一些有氧运动,持之以恒,不但能够增加肺活量,还会改善呼吸系统的功能。

减缓压力的运动

在一周繁忙的工作之后,职场中的男性朋友不妨在周末约上一些朋友,带着家人做一些户外运动,这样不仅能够促进亲朋好友之间的和睦关系,而且还能够帮助自己减缓压力。

下面就介绍几种能够有效减压的运动。

1. 登山

登山运动最适合整天闷头在办公室工作的男性白领。男性朋友终日在办公室呼吸浑浊的空气,接受电脑的辐射,身心都会倍感疲惫。男性白领们可以在周末去登山,呼吸那久违的新鲜空气,痛快地流汗,把工作中的压力和烦恼全部丢掉。登山是极佳的有氧运动,它可以促进新陈代谢,加速血液循环,还能够增强耐力和心肺功能。

2.长跑

人类从最原始的时候就学会了跑,跑步是所有运动的基础,长跑则最能减轻心理压力。在长跑的过程中,男性朋友不要管路有多远,不要管路的终点是哪里,坚持自己的脚步,跑出自己的精彩。男性朋友不要带着压力上路,一旦上路,就让脚步契合心灵的节奏。

3.滑冰

滑冰运动最适合平时活动少,且十分懒散,缺乏锻炼的男性。滑冰是集健身和娱乐为一身的活动,不仅能锻炼身体,更能够放松心情,一举两得。

4.骑马

骑马比较适合企业的管理层。终日劳累的工作使职场男性神经绷得很紧,工作压力大,也很少有时间锻炼。找个时间去骑马,享受那自由奔驰的感觉,不知不觉中就会放下好多负担,压力也会有所减轻。

其实,能够减轻男性心理压力的运动还有很多,方式也是多样的,关键是能否起到减压的作用。不管通过什么方式,能让男性朋友既放松心情、减缓压力,又能锻炼一下身体,这就是最终目的。

运动,出汗越多越好吗

男性通过运动出汗,可以排除体内的代谢废物,具有排除毒素的作用。于是,就有许多男性认为,运动出汗越多健身效果就会越好。其实这是一个错误的观点，只有科学运动，并及时补充水分才能起到排毒健身的效果。

如果男性大量出汗，会降低运动能力，严重的还会危及生命。汗液其实来自血液，汗液中含有一定的血液成分。男性运动时出汗，水分会被蒸发，体表会留下一些蛋白质、氨基酸、盐分等固体废弃物。排汗的过程，不只排除了代谢废物，还有一些对机体有用的物质也随之流失了。男性在大量出汗后体液会减少，如果不能及时补充，就有可能导致血容量下降、心率加快、排汗率下降、体温升高等现象。机体大量出汗还会造成电解质紊乱和酸碱平衡紊乱，引起脱水。脱水能够导致机体的一些主要器官生理功能受到影响，如心脏负担加重、肾脏受损等，使运动能力出现明显的下降并产生疲劳感。

既然了解到男性大量出汗后不及时补充水分有这么多的危害，男性在运动后的补水就很有必要了。补水的时候要做到失去多少水分就补充多少，多次少饮，补充盐分。

运动减肥应远离的误区

体育运动的确可以让男性达到减肥并降低体重的效果，但是有些男性朋友对运动产生了很多错误的认识，最后虽然做了不少运动，但不仅没有达到明显的减肥效果，还伤害了自己的身体，这是因为男性朋友在进行减肥运动时存在着误区。

1. 多运动不需要控制饮食

减肥的过程中一定要控制饮食，减少热量的摄入，才能消耗掉脂肪。男性朋友如果在运动后经常食用高热量的食物，如糕点、干果、甜饮等，那么辛苦运动的减肥成果就会付之东流。

2.出汗才算运动有效

有的男性朋友用出汗的多少来衡量运动的效果,这显然是不科学的。每个人的汗腺各不相同,有活跃型,也有保守型。男性运动前热身是为了适应后续锻炼,以免造成损伤,但热身的时候并不一定出汗。

3.运动一次就能够一劳永逸

一般男性在运动停止后几周内,体内组织开始变化,肌肉会逐渐变得松弛。因此,运动不是一劳永逸的,而是要经常保持运动,间隔时间不宜太长(最好每天都进行体育锻炼,间隔不要超过1周)。

4.一双鞋"闯遍"运动场

有的男性喜欢穿同一双鞋参加各种运动,这也是不科学的。男性朋友应该根据不同标准挑选运动鞋,不同项目的运动要穿不同的鞋。特别是气垫运动鞋,气垫能够防止震动,减轻关节压力,给运动以安全的保障。

5.带病也上场

运动场上流传着这么一句话,"轻伤不下火线"。这种运动精神是值得男性学习的,但是这个观念是错误的。男性朋友如果生病了,或者是受到运动伤害了,就要暂停或者减少运动量,如果带病运动,有可能加重病情或者延长病期。尤其是中老年男性,身体不适时一定不要坚持锻炼,应先休养身体。

6.停止锻炼会发胖

在现实生活中,的确有些男性朋友在停止锻炼后,人就胖起来了,但是发胖的真正原因肯定不是因为停止了锻炼。男性有可能在停止锻炼后仍然吃和运动时期同样多的食物,这个过程摄入了大量的热量,由于运动停止无法消耗而在体内形成堆积,人自然就胖了。男性朋友在停止锻炼后只要相应减少食物中的热量摄入,就不会发胖了。

7. 锻炼不分形式

男性朋友的锻炼目的明确,认为只要锻炼到了,什么形式都可以。这个观点是不正确的,男性朋友们一定要科学锻炼,根据自身情况选择锻炼的形式,如有膝关节炎的男性就适合深蹲、爬山等运动。

8. 运动后喝酒解乏

这显然又是一个谬论,在剧烈运动后人体的机能处于高水平状态,此时饮酒会加速身体对酒精的吸收,对肠胃和肝脏造成的伤害比平时更严重。

男性朋友一定要坚持科学运动,根据自身的实际状况来参与体育运动,及时纠正错误的运动观念,远离以上八大运动误区,才能改善体质,使运动更有利于身体健康。

感冒时最好不要运动

有的男性朋友认为,患了感冒可以不用吃药、打针,出去运动一下,打打球、跑跑步,出一身汗就会有所好转。殊不知,这种做法是不科学的。

有的男性朋友在感冒期间打球、跑步出一身汗之后,感冒的症状得到了缓解,甚至不吃药、不打针就奇迹般的康复了。这是因为男性在运动的时候交感神经兴奋,心跳加快,呼吸加速,体内的白细胞和其他抗体所组成的防御系统的机能得到了提高,再加之出汗将体内毒素排出较快,自身免疫力和恢复力强,感冒就可能好了。毕竟，这种情况是十分少见的，只在少数体质好、感冒初期、症状轻微的男性身上出现。

相对于大多数男性来说，特别是中老年男性和体质较弱的年轻男性，这样做是有害无益的。感冒时运动，不仅对治愈感冒没有效果，还有可能加重病情并对人体造成伤害。

1. 削弱人体抵抗力

感冒是由病毒或细菌引起的一种急性上呼吸道传染疾病。人体为了抵御已经侵入的病毒或细菌，就要启动人体免疫系统与之抗衡。此时人体的白细胞会增多，细胞的吞噬作用、抗体生成，以及肝脏解毒功能都会有所加强。整个身体都在与病毒或细菌做着抗争，这时最重要的就是休息。如果此时男性朋友去参加一些剧烈的运动，身体机能势必要分出一部分能量去支持肢体运动，从而就削弱了机体的免疫能力。运动过程中的代谢速度会加快，产生的热量也会增多，当体温过高时，体内各组织器官的调节能力就会出现失衡，从而可能会对身体造成更大的伤害。

2. 引起肺炎等炎症

当男性感冒是因细菌入侵引起时，病菌可能为肺炎双球菌等。如果男性在这个时候不及时休息还去参加运动，除了可继发鼻窦炎、支气管炎、肺炎外，还有可能引发风湿病、肾脏疾病等。

3. 加重传染性疾病

某些急性传染病如流行性脑脊髓膜炎、病毒性肝炎等初期症状会出现类似感冒的症状。像这种带有传染性的疾病，早期检查和感冒很难区别，如果男性再不及时休息就医去参加体育活动,就有可能加重病情的传染性,不仅自身难以痊愈,还极有可能传染给他人。

◈ 脂肪与肥胖

脂肪的功能

脂类是油、脂肪、类脂的总称。食物中的油脂主要是油和脂肪,一般把常温下是液体的称作油,而把常温下是固体的称作脂肪。脂肪是人体必需的重要物质,它对人体起着至关重要的作用。

脂肪有哪些功能呢?

1. 外部功能

脂肪是人体不可或缺的营养物质,人体通过摄取脂肪来获得外部能量,从而支配人体的生命活动。

2. 生物功能

人体内的脂肪能够合成脂类分子,如单纯脂、复合脂、萜类和类固醇及其衍生物、衍生脂类及结合脂类。脂肪合成的脂类物质具有重要的生物功能。脂肪不仅能够储存和提供能量,而且还是组成人体细胞和组织的重要成分。脂肪合成脂类还能够为人体提供溶解于其中的必需脂肪酸和脂溶性维生素,还参与细胞构建与细胞识别等。

3. 生理功能

(1)人体内脂肪释放出的能量是最高的,脂肪在体内分解产生的能量比同等质量的蛋白质高一倍多。

（2）脂肪是构成人体的重要生理物质,磷脂、糖脂和胆固醇能构成细胞膜的类脂层,通过体内分解合成,成为某些激素的前体。

（3）脂肪有维持体温和保护内脏、缓冲外界压力的作用。

（4）脂肪能够提供必需脂肪酸,可以促进某些脂溶性维生素的吸收。

（5）脂肪能增加饱腹感,脂肪在胃肠道内停留时间比较长,所以有增加饱腹感的作用。

脂肪是人体必备的营养物质,人体必需摄入,但是又不宜摄入过多。男性如果摄入过多的脂肪,脂肪就会在体内堆积,最终造成人体肥胖,影响男性的健康。

胆固醇的作用

胆固醇又称胆甾醇,其溶解性与脂肪相似,不溶于水。胆固醇是人体不可缺少的重要物质,它不但参与细胞形成,还能为合成胆汁、激素等提供原料。

1.形成胆酸

胆汁产于肝脏却储存于胆囊之中,释放出的胆汁进入小肠与被消化的脂肪混合。胆汁能够让体内的大颗粒脂肪变成小颗粒脂肪,能促进脂肪与小肠中的酶作用。在小肠的尾部,85％～95％的胆汁会被重新吸收入血,肝脏将会重新吸收胆酸并保障不断循环,未被重新吸收的胆汁会随粪便排出体外。因此,胆固醇会形成新的胆酸来弥补排出体外的胆汁的损失。

2.构成细胞膜

胆固醇是构成人体细胞膜的重要组成成分,人体细胞膜处于细胞的外侧,其胆固醇的成分占质膜脂类的 20% 以上。胆固醇在温度高时能阻止双分子层的无序化,在温度低时能保持细胞的流动性,如果没有胆固醇,细胞就无法维持正常的生理功能,人的生命也会被终止。

3.合成激素

激素是协调多细胞机体中不同细胞代谢作用的催化剂,人体通过各种物质的代谢来维持正常的生理活动。胆固醇是合成某些激素的重要原材料,人体的肾上腺皮质和性腺所释放的各种激素,如皮质醇、醛固酮、睾丸酮、雌二醇以及维生素 D 都属于类固醇激素,这类激素的前体物质都是胆固醇。

肥胖的成因及分类

肥胖是指人的体重在一定程度的明显超重与脂肪层过厚。现代社会,肥胖令男性朋友苦不堪言,肥胖带来的不仅是体型的严重走样,更重要的是导致疾病,危及男性朋友的健康。

1.男性肥胖的成因

男性形成肥胖的原因有很多,有的男性是先天肥胖,有的属于后天养成,那么我们就来看看男性肥胖的成因。

(1)遗传与环境因素。

大多数人认为是"多因子遗传",父母的体质遗传给子女,是由多个遗传因子决定的,所以称之为"多因子遗传"。如非胰岛素依赖型糖尿病引起的肥胖,就有可能会被遗传,只不过这种情况比较少见。真正常见的是子女遗传了父母"错误的饮食习惯",从而导致肥胖。此外社会环境也是重要的因素,"多吃就是福"的观念和大吃一顿的不良习惯,是引起男性肥胖的重要社会因素。

（2）物质代谢与内分泌功能的改变。

当人体的物质代谢和内分泌功能出现紊乱或者变化的时候，会造成男性肥胖。这种情况一般是出现疾病的预兆，男性朋友应该及时地做身体检查，以便做到早发现、早治疗。

（3）脂肪细胞数目的增多与肥大。

当人体患有疾病的时候，体内的免疫系统会出现细胞增多的现象，如果出现严重的病变，细胞不仅会增多而且会变大，从而引起人体肥胖。

（4）心理因素。

有些男性朋友在遇到压力和烦恼的时候，会选择大吃来发泄，经常"暴饮暴食"。这是很不可取的。这样发泄过后不仅会引起身体肥胖，对消化系统造成的损伤也很严重，严重的还可能会危及生命。

（5）生活及饮食习惯。

不正确的生活和饮食习惯会引起男性肥胖。在生活中爱吃零食或油炸食品，在饮食的时候摄入了过多的脂肪类物质，都会让男性的身体迅速肥胖起来。

（6）药物性肥胖。

有些患者在接受治疗时，因为服用药物产生的不良反应，刺激内分泌和消化系统，有可能导致"虚胖"，这种肥胖对人体的伤害也很大。因此，男性朋友应该尽量停止或减少服用刺激性的药物。

（7）肠道问题。

有的男性朋友吃的东西并不多却仍然出现了肥胖现象，这有可能是消化吸收出现了问题。肠胃消化和吸收出现了问题，肠道无法吸收残余的营养并在体内堆积,就会导致肥胖。

(8)缺乏运动。

男性多参加体育运动有助于消耗脂肪。现代生活交通工具发达,体力活动少,体内热量被消耗的机会也较少,另一方面,男性朋友缺少必要的体育锻炼也易形成肥胖。男性朋友又因肥胖而变得慵懒,久而久之,形成了恶性循环,男性就会变得更胖。

2. 肥胖的类型

肥胖的类型也是多种多样的,我们大体上把它分为以下两类。

(1)单纯性肥胖。

①体质性肥胖。先天体内物质代谢很慢,物质合成的速度大于分解的速度。其表现为细胞大而多,遍布全身。

②获得性肥胖。不良习惯或者饮食不良,其主要脂肪分布在躯干。

(2)病理性肥胖。

①库欣综合征。肾上腺皮质功能亢进,皮质醇分泌过多。其表现为脸、脖子和身体肥大,但四肢脂肪不多。

②胰源性。胰岛素分泌过多,新陈代谢降低,使脂肪的合成大于分解。其表现为全身肥胖。

③性功能降低。脑性肥胖病会影响男性的性功能,有可能伴有性欲减退或性功能丧失。其表现为乳房附近、生殖器附近和下腹肥胖。

④垂体性。脑垂体病变引起垂体前叶分泌过多生长激素,其主要表现为全身骨骼、软组织、内脏器官都有增生和肥大现象。

⑤甲状腺功能减退。患者甲状腺功能出现减退,也会造成肥胖,其主要表现是肥胖和黏液型水肿。

⑥药源性。由服用药物的不良反应引起,其表现为服药一段时间后出现。

肥胖对健康的危害

长期以来,许多男性朋友总以为只要长得腰圆体胖,就是营养良好,身体健康的表现。其实,肥胖并不等于营养良好,也不意味着身体健康。肥胖是一种营养障碍,会对男性的身心健康造成巨大的危害。

那么肥胖会给男性的身心健康带来什么样的危害呢?

1.肥胖易引起各种心血管疾病

一般身体肥胖的男性除了皮下脂肪堆积过多以外,其身体的内脏和遍布全身的血管内也都堆积了很多脂肪,所以会引起多种心血管疾病。有数据显示,肥胖男性的高血压发病率为正常人的 $1.5 \sim 3$ 倍,且肥胖度越高的男性,发病率越高。因此,通过减肥降低肥胖患者的体重,其血压也会相应下降,心血管发病率也会降低。

2.肥胖易诱发糖尿病

肥胖不是引起糖尿病的直接原因,但是可以诱发糖尿病。目前在一些发达国家,由肥胖引发的糖尿病患者数不胜数。成年糖尿病患者中,约有三分之一为肥胖体型。大部分肥胖者在空腹情况下的血糖都会有不同程度的升高。

3.肥胖易引起运动系统疾患

男性如果过于肥胖,体重会对骨骼和关节等运动系统造成很大的负担。特别是脊椎和下肢,长期承受过重的体重必然会积劳成疾,引起关节炎、肌肉劳损等病症。

4.肥胖易引起其他多种疾病

肥胖的男性体内胆固醇含量较高,胆汁浓度相对增加,还有体内脂肪压迫,胆汁排出会出现障碍,很容易引起胆结石。由于体内脂肪堆积,肥胖男性患上脂肪肝、肝硬化的概率也很大。

5.肥胖造成心理压力

肥胖的男性,特别是高度肥胖患者,容易产生自卑心理。因为害怕受到别人的歧视,精神上会表现异常,轻者会产生苦闷和烦恼,重者会出现严重的心理障碍,甚至有轻生念头。

6.肥胖增加癌症发生的危险性

科学研究证明,肥胖会加重人体消化系统、内分泌系统、心血管等的压力,也会诱发癌变,乃至有引发癌症的危险。

肥胖不仅影响男性的形体美,而且会给男性以后的生活带来不便,还会引起诸如关节软组织损伤、生殖能力下降、心理障碍、心脏病、糖尿病、动脉粥样硬化、脂肪肝、胆结石、水肿、痛风等疾病。肥胖能够给男性朋友带来很多疾病隐患。因此,男性朋友要注意饮食结构平衡,多参加体育锻炼,避免肥胖。已经出现肥胖的男性朋友,也要制订减肥计划,保持身心健康。

减肥的原则

现在,越来越多的男性朋友备受肥胖的煎熬,他们渴望减肥,但有时候因为找不到合适的方法,或者不能持之以恒,最终的结果却适得其反。

肥胖并不可怕,只要能够找到合适的方法,掌握减肥的原则,相信男性朋友可以很快地让自己瘦下来。男性朋友在减肥过程中要掌握什么样的减肥原则呢?

1.膳食原则

有的男性朋友靠节食来减肥,这是不科学的。节食可以有效地使体重下降,但也会造成体内营养物质的失衡,减肥的同时伤及了身体,是得不偿失的。男性朋友要合理地搭配膳食,减少主食、脂肪等能量的摄入,保证充足的营养,可以采取多餐少量的方式。另外,还要多摄入膳食纤维,尽量少饮酒,保持良好的饮食习惯。

2.药物原则

肥胖比较严重的男性,可以采用一定的药物进行减肥。药物减肥一般包括:中药减肥和西药减肥。

(1)中药减肥。男性朋友可以取芦叶草4~5克,煎汤或者代茶泡饮。芦叶草具有调节物质代谢及内分泌的功能,能够增强肠道吸收能力,平衡及调节脂肪细胞,分解脂肪等作用,具有明显的减轻体重的效果。

(2)西药减肥。众多的减肥药的原理大致有三种:抑制食欲、增加能量消耗和抑制肠道消化。减肥药物能起到很明显的减肥效果,最近几年很受人们的追捧,但是减肥药物会带来很多不良反应,让男性朋友苦不堪言。减肥药的不良反应主要体现在经常上厕所,晚上会特别兴奋,睡眠质量差。有时候男性还会出现头晕、目眩等感觉,严重的会引发疾病,对身体造成严重伤害。因此,当男性朋友选择减肥药品时,不要被夸大的广告所迷惑,避免因使用减肥药物出现不良反应。

目前,市场上的减肥药品能够对男性健康产生不良反应的大致有以下三种。

(1)利尿剂。利尿剂可以利用脱水来实现男性体重下降的减肥效果,却很难减掉体内的脂肪,当停止使用后体重又会随之上升,还会伴有呕吐、头晕、虚弱等引发肾功能损伤的问题。

(2)泻药。当男性服用泻药后,会发生腹泻,也会降低食欲,一旦停止使用泻药,体重又会重新回升。经常使用泻药会损伤胃肠道的功能,还能引起肠道松弛和贫血现象。

(3)膨胀剂。膨胀剂一般以精制蛋白质为主,能够使胃肠饱胀,产生饱腹感,从而抑制食欲。长期使用膨胀剂容易导致维生素等营养素的缺失,造成机体营养不良。男性大量使用膨胀剂会使体内血管壁增厚,造成高血压、糖尿病、狭心症等问题。

3.运动原则

适量的运动是男性减肥的最佳途径,运动不仅能够加快体内脂肪的燃烧而减轻体重,还能够起到强身健体的效果。男性朋友可以多参加一些有氧运动,如游泳、爬山、跑步等。

减肥过程不只是对男性身体的考验,更重要的是对其心理的考验。如果男性朋友能够掌握好减肥原则,找到适合自己的减肥方法,只要能有坚强的毅力,相信很快就会减肥成功的。

甩掉啤酒肚,做腹肌型男

一般男性婚后或者人到中年都会"发福",即身体不由自主地胖了起来。身处职场的男性,特别是由于工作上的应酬比较多,难免会有啤酒肚出现。有啤酒肚的男性是很苦恼的,他们也不想身材严重走样,他们也希望自己能够成为一个腹肌型男。

男性想要甩掉啤酒肚,就必须加强腹肌的锻炼,科学的方法和后天的努力一定能让你甩掉啤酒肚做一个腹肌型男。一般来说，腹肌按照所处的不同部位，可以细分为三大肌群：腹斜肌、腹直肌和腹横肌。男性只有不断地锻炼这三大肌群，才能强化肌肉线条，改善身体曲线。

那么，男性应该怎样锻炼三大腹部肌群呢？

1. 锻炼腹斜肌

外腹斜肌主要覆盖在侧腹部的表面，位于下方肋骨至剑状突起处、骨盘附近，外腹斜肌的下方即为内腹斜肌。在男性扭转上半身或者往左右和前后倾倒时，都能运动到这两块肌肉，男性经常锻炼的话便能呈现出 V 字形的肌肉。

2. 锻炼腹直肌

腹直肌位于腹前壁正中线的两旁，居腹直肌鞘内，为上宽下窄的带形多腹肌，起自耻骨联合和耻骨嵴，肌纤维向上止于胸骨剑突和第 5～7 肋软骨前面，也是男性熟知的"腹肌"。腹直肌内有很多纤维束线，将腹直肌分割成不同的区域，便会出现所谓的"六块腹肌"。当男性将身体前屈或将骨盘上抬时，就会运动到腹直肌。在男性锻炼腹直肌时不要只锻炼整个腹部，最好细分为上、中、下三个区块分别锻炼，相信坚持下来，你很快就会出现"六块腹肌"。

3. 锻炼腹横肌

腹横肌的位置是在内、外腹斜肌的更里侧，从肋骨往旁突出，和腹直肌连接在一起。腹横肌能够提升腹压，保护内脏处于正确的位置。由于运动很少能够锻炼到腹横肌，男性朋友一定要有意识地锻炼这块肌肉。

腹部肌群和背部肌群分别位于男性身体的两个侧面，起着固定骨盆和背骨,支撑身体的作用。腹部肌群没有任何骨头和韧带,形状也是不固定的。当男性挺直抬起上半身时,虽然对肌肉施力,但是肌肉却没有获得收缩或伸展。男性如果要伸缩腹部肌肉的话,起身时上半身要弓起,不能呈现笔直状态。上半身笔直起身,不仅无法锻炼到腹部肌群,还会导致腰部疼痛。

第 8 讲
更年期男性健康

◪ 了解男性更年期

男性也有更年期吗

一般男性到了 50 岁以后,雄性激素的功能会逐渐出现衰退现象,尤其是睾固酮的分泌数量会剧减。这种因体内性激素分泌的变化所产生的身心障碍,就是所谓的"男性更年期"。生理学上还有很多的名词来形容男性经历的这个生命过程,如男性停经期、男性停性期、男性性衰期、男性阳衰期、男性乏性期等,男性更年期只不过是其中的一种称呼。

其实,"男性更年期"已经不能算作一个新名词了,早在 1939 年,西方学者海勒就提出了"男性更年期"的基本概念。在当时,海勒首次采用"男性更年期"一词来描述中老年男性身上发生的不适症状。

什么是男性更年期综合征

男性更年期综合征主要是由于男性睾丸功能退化所引起的。到了 50 岁以后,男性睾丸会缓慢地出现退化萎缩,性激素的分泌数量也会越来越少,精子的生成也不会完全消失,都是一个缓慢的过程。

男性更年期来的时间相较女性更年期来得要晚,每个男性的发病年龄也不一致,从 50 岁到 70 岁不等。其临床表现也不尽相同,轻者甚至毫无察觉,重者将会影响工作和生活,并为此感到苦恼。

每个男性在更年期到来时的表现也有不同,这些行为或心理的变化就是男性更年期综合征。男性更年期综合征的主要表现有以下几个方面。

1. 精神症状

更年期的男性性情会发生变化,如情绪低落、忧愁伤感、沉闷欲哭,或精神紧张、神经过敏、喜怒无常,或胡思乱想、捕风捉影,缺乏信任感等。

2. 植物神经功能紊乱

更年期男性心血管系统会出现心悸怔忡、心前区不适,或血压波动、头晕耳鸣、烘热汗出等现象;胃肠道系统会出现食欲不振、腹脘胀闷、大便时秘泻现象;神经系统会出现失眠、少寐多梦、易惊醒、记忆力减退、健忘、反应迟钝等现象。

3. 性功能障碍

更年期男性会出现性欲减退、阳痿、早泄等性功能障碍。

4. 体态变化

更年期的男性体态会出现"发福"的现象,全身肌肉开始松弛,皮下脂肪较以前增加,身体可能会变胖。

哪些男性容易患更年期综合征

一般来说,男性更年期的发病时间比较晚,也比较长,身处50～70岁的男性都可能患上更年期综合征。除了年龄因素以外,男性更年期还存在高发人群。高发人群有以下特点:工作生活压力大,如白领、经理等;患有慢性疾病,如糖尿病、抑郁症、心血管疾病等;有不良生活方式,如抽烟、酗酒等;生活环境恶劣;

缺乏体育运动;腹部肥胖等。

男性朋友如何诊断自己是否已经到了"男性更年期",是否患上了更年期综合征呢?

以下有12个问题可以用来做男性朋友是否患了男性更年期综合征自我诊断的参考。

(1)学习与工作精力大不如前,甚至会感到力不从心。

(2)开始时不时地回忆童年的往事。

(3)对食物的口味发生变化,爱吃甜、咸、酸、辣等食物,说明味觉已经在减退。

(4)嗜好吃零食,特别是甜食,如蜜饯等。

(5)性欲减退。

(6)记忆力减退,开始遗忘事物。

(7)听力明显减弱。

(8)使用原来的近视镜已经无法阅读,放下眼镜反而会更清楚,这说明有了"花眼"的前兆。

(9)读书看报时间久了会头晕,眼部出现疲劳感。

(10)饮酒的男性酒量变小,再也不如从前了。

(11)牙齿出现松动,咬不动过硬的食物,有义齿的男性需要经常换义齿。

(12)睡眠会比以前少一些,早睡早醒,睡眠质量也出现下降。

如果以上12个问题中男性朋友有4个以上为肯定的话,就证明你已经进入了"男性更年期"。

⊠ 更年期男性生活保健

男性如何轻松度过更年期

传统的观念认为,男性到了老年已经是"强弩之末",垂垂老矣,能够顺其自然就算是安享晚年了。老年男性到了更年期这个阶段,雄性激素分泌减少,机体的各方面都开始衰老,各种疾病也开始找上门来。身处更年期的男性更需要自我关爱,注重自我保健,这样才能顺利地度过更年期。

1.健康心理

中老年男性有一个乐观健康的心理,不断地给予自我信念:"我还行,我的各项机能是正常的。"

2.生活规律

中老年男性要有规律地生活,早睡早起,保证充足的睡眠,人脑会在睡眠过程中分泌许多有用的激素,促进机体的新陈代谢。

3.强身健体

中老年男性要保持经常运动,可以进行慢跑或者步行,通过体育锻炼来增强体质和气血流通,以提高自身免疫力。

4.注重饮食

中老年男性的饮食调节很关键,要科学合理搭配,均衡营养,还可以进食含锌多的食物,以增强性欲。

5.适当药疗

男性可在医生的指导下,使用小剂量的雄性激素,这样除了能改善心情,提高认知功能,还能提高性欲。适量雄性激素可以减少体内脂肪、降低血脂、防治骨质疏松症、心血管病等疾病。

更年期只是男性一生的一个阶段,中老年男性不但不要惧怕,还要放下心理负担,呵护自己的老年生活,让自己活得更加精彩。

更年期男性的饮食原则

一般男性到了更年期这个阶段,就容易发生浑身燥热、心悸、四肢发凉等症状,这是由于人体各项机能逐渐衰退导致的。因此,男性要更加注意保养,饮食方面更要尤为注意。那么,更年期男性的饮食有什么原则呢?

1. 少食用甜食

不少更年期的男性血糖偏高,常出现糖尿病、冠心病等心血管疾病,为了避免血糖过高,男性朋友一定要少食用甜食。

2. 少食刺激性食物

更年期男性还要特别限制刺激性较大的食物,因为人到更年期的情绪波动会比较大,容易激动、烦躁,如果刺激性食物吃多了,就会加重更年期的症状。

3. 多摄入蛋白质

更年期男性的饮食要有足够的蛋白质,以适应机体的需要,要多吃鸡蛋、牛奶、豆类食品等。

4. 多摄入维生素,补充钙质

更年期男性要多吃富含维生素的食物,特别是 B 族维生素和维生素 E 等抗衰老的维生素,还要注意补充钙质,增强骨骼力量。

5. 少食用食盐

盐可使体内水分增加,导致血压升高,可能会引起高血压病,还会增加心、肾等器官的负担。因此,更年期男性的饮食尽量少食用食盐。

总之,更年期男性的饮食要以清淡为主,并合理地补充营养。除了更年期饮食外,更年期男性还有必要进行心理疏导,保持乐观的生活态度,才能面对更年期的种种症状。

更年期男性如何做好心理调节

更年期男性做好心理调节是安然度过更年期的重要保障,如果没有一个良好的心理状态,更年期男性就很难面对日益衰老的自己。那么,更年期男性应该如何做好心理调节呢?

1. 以静制动

男性在更年期到来之前或者到来初期应该做好充分的心理准备"以静制动",多了解一些更年期男性的常识,了解自身生理和心理将发生的变化,泰然处之,不要因为突如其来的变化而惊慌失措。

2. 从事户外活动

更年期男性多从事户外活动,多接触同龄人,会很容易使心情开朗起来,也容易忘掉那些令人心烦的事情。

3. 进行心理发泄

当更年期男性产生不良情绪时,不要憋在心里,一定要通过一定的途径发泄出来。你可以找到爱人、朋友把自己心中的烦恼说给别人听,或者是选择一种你喜欢的方式发泄心中的不满,这样对于更年期男性的心理会有极大的好处,也不会存在精神负担。

4.良好的生活习惯

更年期男性一定要有良好的生活习惯,不好的习惯应尽快改掉。比如吃饭、睡觉、活动都要尽量科学。作息时间要规律,饮酒要适量,不可贪杯。有规律的良好的生活习惯,不仅有助于人的身体健康,而且有利于培养良好的心境。

更年期男性经常眼花怎么办

有些更年期的男性发现眼睛已经没有以前那么清楚了,原来戴近视镜的必须得摘了才能看清东西,这就说明有可能眼花了。

男性更年期是老花眼的始发期,有的男性已经开始老花眼,有的男性还没有发觉。为了能够预防和缓解老花眼,我们介绍一下几种简便易行的防治方法。

1.冷水洗眼

更年期男性要坚持每天早晨用冷水洗脸洗眼。首先要将双眼浸泡于冷水中 1～2 分钟,然后擦洗脸部和眼部周围的眼肌,用清水即可,最后用双手轻擦搓揉 20～30 次。

2.经常眨眼

在空闲的时候更年期男性可以利用一开一闭的眨眼方法来振奋眼肌,也可以转动眼球,同时用双手轻轻地搓揉眼睑,以增进眼球的滋润。

3.热敷眼部

在每天晚上临睡前,更年期男性用 40～50℃ 的热水洗脸、敷眼,可以先热敷额和双眼部位,头略上仰,两眼关闭约两分钟,等水温降低后再行洗脸。

更年期男性怎样调适与伴侣的关系

男性的更年期相对女性来得比较晚,更年期男性的心理和生理都会出现变化。因此,夫妻双方不可避免地会产生一些矛盾,如何调适与伴侣的关系,平稳和谐地度过更年期就成为男性朋友的首要问题。以下我们介绍几种简便易行的方法供大家参考。

1. 了解更年期变化,做好心理准备

男性朋友对更年期这一生理过程中的各种变化要有所了解,并做好充分的心理准备,避免与伴侣发生矛盾。更年期男性在心理上可能会出现烦躁、猜忌、发怒等,一旦控制不住就会引起伴侣的不理解,甚至产生矛盾。因此,男性朋友要及时地预防和补救,不要因自身的原因影响夫妻的正常生活。

2. 多多关心体谅伴侣

男性和伴侣之间要互相体谅和关照。婚姻和血缘关系是组成家庭的重要基础,夫妻更是这个基础关系的重要组成部分。男性在进入更年期之后,生理和心理的变化会让男性产生负面情绪,甚至会"无理取闹"。这个时候男性应该静下心来仔细想想,自己的所作所为会给家庭带来什么样的后果,对自己的伴侣要体谅对方的难处,多多关心伴侣。

3. 培养兴趣,制造快乐

男性朋友可以尝试和伴侣培养一种兴趣,以便转移更年期带来的负面情绪。俗话说:"多一份兴趣,就多一份快乐。"夫妻两人有一个共同的兴趣,就有了一些共同的快乐。快乐的日子会让伴侣暂时忘记生活中的烦琐,帮助男性安然地度过更年期。

更年期男性如何防止衰老

更年期男性出现的衰老症状是男性正常经历的生理过程，更年期是走向老年的必经之路，衰老是必然的。男性在更年期的日常生活中养成规律的、良好的生活习惯，可以有效地预防并延缓男性更年期的到来。

那么，更年期男性应该怎么做才能防止更年期的衰老情况呢？

1. 坚持运动

更年期男性应该坚持参加体育运动，如慢跑、打球、游泳等有竞技意识的运动。经常运动可以保持健康的状态，还有助于男性的睾丸酮分泌，使男性的身体充满活力，能够达到延缓更年期衰老的目的。

2. 合理饮食

更年期的男性，体重、腰围都有可能增加，男性要对饮食进行合理搭配。更年期男性除了要在饮食中保持充足的营养外，还要避免食用多糖、多盐、多油的食品，最好多吃一些能够改善性腺功能的食物，如鱼虾、羊肉、韭菜、核桃等，同时也可摄入维生素 E 等维生素，以延缓男性更年期衰老。

3. 戒烟戒酒

更年期男性抽烟、酗酒、久坐等不良生活习惯都会损伤睾丸的分泌功能，从而加重男性更年期综合征的症状。男性应该尽量减少烟酒的摄入，改正不正确的生活习惯。

4. 预防慢性病

男性到了更年期会有多种疾病袭来，像糖尿病、冠心病等慢性病都能够加重更年期男性的症状,需要男性能够及早预防,一旦发现尽快、尽早治疗。

更年期男性应定期进行健康检查

少数男性没有定期进行健康检查的观念,主观地认为自身体格好,不需要检查。这种观念是错误的,男性不应该忽略定期进行健康检查。

更年期男性定期进行健康检查,可以从检查中受益,并能及早地发现身体状况,从而进行早期的控制和治疗。

那么,更年期男性在定期检查身体时应该检查哪些项目呢?

1. 检查眼睛

有糖尿病、高血压或者是家族眼疾病史的男性,要保证每年都坚持进行一次眼睛检查。医生会通过检查并诊断是否存在青光眼、斑点恶化、白内障等症状。

2. 检查牙齿

男性的牙齿到了更年期也会出现不同程度的老化、脱落,每年也要至少检查一次。除了检查牙齿,还应对牙龈和口腔进行检查,尤其对吸烟和嚼烟草的男性更为重要。

3. 测量血糖

更年期男性要坚持测量血糖,对于有家族高血压史、心脏病、糖尿病的男性更要关注血糖数据,遵循医生的指导。

4. 检查肠胃

有的男性到了更年期,消化系统就会出现故障,连吃饭都可能会出现困难。到了这个年纪,男性能多吃一点东西就是福气。定期检查肠胃能够有效地预防男性消化系统疾病,为安享晚年提供重要的保障。

5.检查前列腺

男性到了更年期,前列腺特别容易出现病变和炎症,男性朋友千万不要忽视前列腺,要预防前列腺等生殖系统疾病的出现。

6.检查泌尿系统

更年期男性一旦泌尿系统发生炎症就会严重影响男性的正常生理活动,还有可能引发癌变,定期检查泌尿系统,能够预防并治疗初期病症,确保一个"通顺"的晚年。

总而言之,更年期男性只有定期进行健康检查,才能对自身的健康状况了如指掌,才能制订科学合理的强身健体计划,才能愉悦地安享晚年。

第9讲
男性常见疾病防治

⊠ 防治四病、控制四高的主要内容与措施

慢性病主要是指心脑血管疾病、糖尿病、恶性肿瘤、慢性呼吸系统病四类常见疾病。结合铁路行业特点，重点防控病种包括：高血脂、高血压、冠心病、脑卒中、肥胖、糖尿病、恶性肿瘤、慢性阻塞性肺疾病、颈腰椎病、胃病等。由于慢性疾病病程长、流行广、发病人数多、治疗费用大、致残致死率高，与生态环境、文化习俗和生活方式等因素密切相关，已成为重大的公共卫生问题，直接影响着铁路职工的身心健康。

中国铁路总公司党组高度重视职工健康，落实党的群众路线，关心关爱铁路职工，印发了《职工健康行动计划》，全面推行"三个健康"新举措，有效促进职工健康管理工作。其基本思路是以"健康体检、健康宣传、健康维护"为中心，突出针对性措施，突出慢性病防治，突出行车人员健康，在思想理念、重视程度、实际操作上，规范、更新与提升健康保障措施水平。一是组织健康体检，筛查管理高危人群，实现疾病预警和"早期发现、早期预防、早期诊治"。二是开展健康宣传，进一步增强职工防病意识，提高职工健康知识知晓率，解决职工有病不知、不懂、不防、不治、不重视等问题。三是实施健康维护，采取有针对性地控制措施，改善生活方式，开展疾病防治和心理疏导，通过健康干预，提高健康水平，降低职工病死率。

2014 年 10 月，按照总公司领导指示要求，劳卫部会同运输局机务部组成专题调研组，历时 20 天，深入哈尔滨、上海、郑州、广铁、成都铁路局 12 个基层站段，分别与机车（动车、客货）乘务

员、调度员、检车员、接触网工、养路工等行车站段职工座谈,了解一线职工生产生活情况,转达党组对一线职工的关怀;调取了职工在岗因病死亡资料,全面分析在岗职工死亡原因及诱因;收集分析了 10 多万名职工体检资料、健康体检情况和课题研究资料,听取铁路局职工健康保障工作建议,查阅了国内外相关行业健康管理情况,全面掌握了铁路职工健康管理工作进展。

目前,全路职工健康体检率为 69.5%,高血脂、肥胖、高血压、糖尿病等慢性病成为职工常见多发病,患病率分别为 36.7%、27.0%、17.3%、6.2%。职工恶性肿瘤发病率为 0.44%,慢性病防治知识知晓率仅为 50%,职工慢性病治疗率为 12%~70%,暴露出健康宣传缺乏有效性、体检项目针对性不强、体检后健康管理不到位等问题。近年来,职工在岗因病死亡有所上升,主要是心脑血管意外引起的猝死,主要原因是职工患有心脑血管等基础病,防病意识和能力不足,缺乏系统性、规范化治疗所致。

慢性病是可防可控的,重点是推行健康生活方式,控制危险因素。一是要合理膳食,要使人们掌握营养素、维生素和能量的摄入标准,比如:合理搭配谷类与蔬菜摄入量,日摄食盐不要超过 6 克、食用油不超过 30 克等,以避免引起高血脂、肥胖或高血压。二是适当运动,要坚持体育锻炼,以能量消耗和运动时间为计算单位,借助运动时心率变化等客观指标,将锻炼项目与个人爱好相结合,科学设置运动项目和运动方法,提高健康体魄。三是禁烟限酒,吸烟影响个人和他人健康,是一种必须要用毅力加以克服的。成年男性日饮酒精量应不超过 25 克,相当于啤酒 750 毫升,或葡萄酒 250 毫升,或 38°白酒 75 克,或高度白酒 50

克;成年女性更应减半。四是心理平衡,要学会心理疏导,掌握心理疏导的各类方法,解决紧张压力,避免精神因素影响健康。

要学会一些健康生理指标的测定方法和控制技术。一是体重,要掌握体重指数的测定方法和正常值,从健康生活方式入手,避免超重和肥胖。二是血压,35岁以上成年人要测血压,掌握正常血压指标,把血压控制在收缩压120 mmHg、舒张压80 mmHg以下的正常范围,并随年龄、季节变化而调节。三是血糖,可在医院检测。也可用便捷式血糖仪自测,放一滴耳血或指血,进行测量。空腹血糖正常值是3.9~6.1 mmol/L。四是血脂,一般由医院抽血测定,个人也可用简易血脂仪测量,要掌握甘油三酯、总胆固醇、高密度脂蛋白、低密度脂蛋白的正常值,并熟悉指标的提示意义。五是肺活量,也可以用简易测量仪测量肺活量,反映肺功能情况。这些简易可行的方法,也是防治慢性病的重要方法。

铁路系统防治慢性病的主要措施为:调整规范健康体检工作,建立职工健康档案,有针对性地开展健康宣传,做好重点人群筛查,开展职工心理疏导,加强慢性疾病防治,继续抓好健康休养,改善职工生产生活环境。其中筛查重点人群,重点是掌握高血脂、高血压、高血糖、肥胖职工健康状况,改善生活方式,通过饮食、运动等干预措施,消除危险因素。

要贯彻"职工健康行动计划",推行"三个健康"新举措,提高职工健康体检兑现率、健康知识知晓率,调整职工禁忌人员岗位,达到"降三高、控体重"目标,减少和控制职工在岗因病死亡率,提高广大职工的健康素质。

✠ 高血压

血压是血管中流动的血液对血管壁的压力,它是推动血液流动于血管的动力,以供给全身组织器官血液与养分。由于血管分为动脉、静脉和毛细血管,所以,也就有动脉血压、静脉血压和毛细血管压之分。通常所说的血压是指动脉血压。心脏收缩时,血液从心脏流入动脉,此时血液对动脉管壁的压力最高,称为收缩压(也就是通常所说的高压);心脏舒张时,动脉血管收缩,血液依靠血管壁的弹力和张力作用仍慢慢继续向前流动,但血压下降,此时的压力称为舒张压(也就是低压)。

高血压是一种常见的心血管疾病。高血压的诊断标准是,在非药物控制的前提下,一般将收缩压≥140 mmHg 和(或)舒张压≥90 mmHg 称为高血压。高血压分为原发性高血压和继发性高血压两类。原发性高血压是以血压升高为主要临床表现的综合征,占所有高血压的 95% 以上。继发性高血压是由某些确定的疾病或病因(如脑瘤、肾炎)而引起的血压升高,约占所有高血压的 5%,其与原发性高血压不同,只要解决致病病因或者治好原发疾病,高血压体征就能得到明显缓解或者恢复。

高血压患者有头晕、头痛、眼花、耳鸣、失眠、乏力等症状。有时可有心前区不适,甚至心绞痛,或有过早搏动而引起的心悸。随病程进展,血压持续升高,出现心、脑、肾、眼等靶器官受损表现。

高血压的主要危害如下。

(1)脑:引起脑血管出血或栓塞。

（2）心：引起心肌梗死。

（3）肾：造成肾功能损害，甚至尿毒症。

（4）眼：造成眼底血管痉挛性收缩，动脉血管狭窄、硬化等，出现视物不清，视网膜出血、渗出或神经乳头水肿。

高血压的预防措施主要是改善生活方式。

（1）饮食疗法：提倡饮食以新鲜蔬菜和粮食为主，追求饮食多样化。配合适量肉类、鱼类、蛋类、奶类制品。尽量用植物油，每日不超过 25 毫升；还可以补充钾 1 000 毫克和钙 400 毫克。

（2）降低食盐量：每日食盐量控制在 4～6 克，大约为 1 个啤酒瓶盖的容量。

（3）戒烟、限酒：日摄入啤酒量不宜超过 1 瓶，白酒以不超过 1 两为宜。

（4）控制体重和增加运动：尽量把体重指数控制在 25 以下。较好的运动方式是低或中等强度的有氧运动，一般每周坚持运动 3～5 次，每次 30～60 分钟为宜。

（5）养成良好的生活习惯：大便要通畅，每天定时排便，多食含纤维素多的蔬菜和粗粮，比如萝卜、地瓜、燕麦等；避免突然改变体位；情绪要稳定；根据天气变化随时增减衣服，不用过冷或过热的水洗澡洗脸；避免高空作业。

✠ 高血脂

血液中的脂类物质，统称为血脂。血浆中的脂类包括甘油三酯、胆固醇、磷脂和非游离脂肪酸等，它们在血液中与不同的蛋白质结合在一起，以"脂蛋白"的形式存在。大部分胆固醇是人体自身合成的,少部分是从饮食中获得的。甘油三酯恰恰相反,大部分是从饮食中获得的,少部分是人体自身合成的。脂类是人体所需的重要营养素之一,它与蛋白质、碳水化合物是产能的三大营养素,在供给人体能量方面起着重要作用。脂类也是人体细胞组织的组成部分,如细胞膜、神经髓鞘都必须有脂类参与。

高脂血症是一种全身性疾病,是指血中甘油三酯(TG)、总胆固醇(TC)过高,高密度脂蛋白胆固醇(HDL-C)过低,低密度脂蛋白胆固醇(LDL-C)过高,现代医学称之为血脂异常。脂质不溶或微溶于水,必须与蛋白质结合以脂蛋白形式存在,因此,高脂血症通常为高脂蛋白血症,即血清脂蛋白浓度升高。目前已经公认的高脂血症,包括高甘油三酯血症、高胆固醇血症及二者都高的复合性高脂血症。

高脂血症对身体的损害是隐匿、逐渐、进行性和全身性的。它的主要危害是导致动脉粥样硬化,进而导致众多的相关疾病,其中最常见的一种致命性疾病就是冠心病。大量研究资料表明,高脂血症是脑卒中、冠心病、心肌梗死、心脏猝死等独立而重要的危险因素。严重乳糜微粒血症可导致急性胰腺炎,是另一致命性疾病。此外,高脂血症也是引发高血压、糖耐量异常、糖尿病的一个重要危险因素。高脂血症还可导致脂肪肝、肝硬化、胆石症、胰腺炎、眼底出血、失明、周围血管疾病、跛行、高尿酸血症等疾病。

引起高血脂的因素有:超重或肥胖;糖尿病、甲减、多囊卵巢综合征等;饮酒过量;高饱和脂肪酸与反式脂肪酸饮食;体力运动不足;吸烟;药物(避孕药、雌激素、糖皮质激素、抗焦虑药)等,这些都是可控因素。此外,遗传性因素也会引起该病。

高血脂的预防包括以下两个方面。

(1)饮食控制。饮食控制是预防高血脂的重要措施,在饮食上一定要注意低脂、低糖、低热量、低蛋白,多吃素食、谷物等。严格控制脂肪的摄入,尤其是动物脂肪的摄入。

(2)运动消耗。运动可以将脂类转化为热量消耗掉,使得储存脂类变少,皮下脂肪减少,血脂降低。

▣ 冠心病

冠状动脉粥样硬化性心脏病是心脏冠状动脉发生血管硬化病变而引起管腔狭窄或阻塞,造成心肌缺血、缺氧或坏死而导致的心脏病,常被称为"冠心病"。临床上分为隐匿性(无症状)冠心病、心绞痛、心肌梗死、心力衰竭、猝死5种类型。本病多见于40岁以上中老年人,男女患病比例2∶1,其中心肌梗死、猝死是急性危重病症,常引起职工因病在岗死亡。

冠心病是多因素引起的疾病。一是脂肪浸润。粥样硬化来自于血脂,其通过冠状动脉的细胞吞饮、受体结合和破损、间隙渗透等情况,堆积于冠状动脉中,产生不溶性沉淀。二是血小板聚集和血栓形成。在血小板源性生长因子等多种物质作用下,形成血栓,或被机化而沉积于血管壁。三是损伤反应学说。由于高血压与血管走行角度影响,产生血流动力学的湍流,在各种因素作用下,发生损伤,使血脂、血小板黏附聚集而形成粥样硬化。

因此,影响冠心病的主要危险因素是血脂,也与高热量、高脂肪、高糖饮食有关,其次是高血压,另外,还与糖尿病、肥胖、吸烟、体力活动过少、精神紧张等因素有关。

冠心病的临床症状如下。

(1)心绞痛:突感心前区疼痛,多为发作性绞痛或压榨痛,也可为憋闷感;持续3~5分钟,疼痛从胸骨后或心前区开始,向上放射至左肩、臂,甚至小指和无名指;发作常由过度劳累、情绪激动、饱食、寒冷、吸烟等诱发。休息或舌下含服硝酸甘油可缓解。

(2)心肌梗死:主要原因是冠状动脉血供急剧减少或中断,造成心肌严重、持久缺血而坏死。心肌梗死的病情轻重与梗死的大小、部位、侧支循环情况密切相关。临床表现有持续的胸骨后绞痛、压榨痛或憋闷感,含服硝酸甘油无缓解;患者常伴有大汗、烦躁不安、恐惧或有濒死感;伴有发热、心动过速等全身症状和恶心、呕吐等胃肠道症状;白细胞计数和血清心肌酶增高,心电图进行性改变;可发生心律失常、休克或心力衰竭,属冠心病的严重类型。

冠心病和其他心脑血管疾病一样,大多由不良的生活习惯和饮食习惯引发,因此改变不良生活方式,建立正确的生活习惯非常重要。

(1)均衡饮食。不要暴饮暴食,以低盐、低胆固醇、低脂肪及高纤维饮食为主,少量饮酒或不饮酒,特别要注意不饮烈性酒。

(2)学会放松心情,尽量避免情绪激动。

(3)戒烟。

(4)患者要随身携带药盒或必要的急救药品。

(5)如果出现心绞痛、头晕、恶心等症状,应立即含服硝酸甘油等急救药物,并找一处较为安静的地方休息,及时到医院诊治。

(6)要注意保暖,不要随意减少衣服。冠心病患者受寒冷的刺激,会使动脉收缩,减少心脏供血,同时,寒冷可使心脏供需血量增加,两者促使心肌缺血,诱发心绞痛。

(7)接受正规的治疗。

(8)维持正常的排泄习惯,避免便秘,避免闭气用力解便。

❖ 肥胖

医学上定义的肥胖,是指身体一定程度的明显超重和脂肪层过厚,是人体的脂肪尤其是甘油三酯积聚过多而导致的一种状态,也叫肥胖症。可分为单纯性肥胖和继发性肥胖两大类。其中单纯性肥胖是指由遗传、饮食和运动习惯等因素引起的一种慢性代谢性疾病,医学上也可把它称为原发性肥胖,占肥胖者的99%以上。继发性肥胖是指由于其他疾病所导致的肥胖,如下丘脑性肥胖、垂体性肥胖、甲状腺功能低下性肥胖、库欣综合征导致的肥胖等。

目前肥胖的发病机制还不是很清楚。只要摄入的能量多于消耗的能量,体内脂肪细胞的体积和细胞数就会增加,而引起单纯性肥胖,并在某些局部过多的沉积脂肪。

肥胖可引起其他类疾病,其主要并发症为高血压、冠心病、糖尿病、高脂血症、脂肪肝、肥胖并发生殖—性功能不全等。

肥胖的主要预防治疗为控制和减少体重,主要方法如下。

(1)饮食控制,减少摄入。一是用低热量食品代替高热量食品,如用鸡蛋、牛奶、豆制品代替糖多、油大的点心。不吃巧克力、奶油冰激凌。二是增加蔬菜摄入,补充各种维生素。如芹菜、油菜、冬瓜、西葫芦等。三是优先消减主食。主食和肥肉一样,吃得过多都会引起单纯性肥胖。四是减少糖多、油大食品。如甜点心、油炸食品、西式快餐、甜饮料等。

(2)有氧锻炼,如步行、慢跑、有氧操、舞蹈、骑自行车、跳绳、爬楼梯等。

◈ 胃病

1. 胃炎

胃炎是由致病因素引起的胃黏膜的炎症,一般分为急性、慢性胃炎,还有急性腐蚀性等特殊性胃炎。在慢性胃炎中,由侵害部位分为胃体炎(A型胃炎)和胃窦炎(B型胃炎);由侵害深度分为浅表型和全层黏膜炎;出现腺体破坏或减少的,称为萎缩性胃炎。

(1)急性胃炎:主要表现是胃黏膜的糜烂和出血,多由创伤等应激反应,口服阿司匹林等药物,酒精、铁剂等口服液,缺血,胆汁反流,幽门螺旋杆菌感染等病因引起。大多没有自觉症状,常见有出血(呈少量、间歇性),确诊有赖于胃镜检查,主要采取针对病因的相应治疗措施,一旦发生大出血,应先止血,再采取相关治疗措施。

(2)慢性胃炎:一般没有胃黏膜的糜烂。B型胃炎主要由幽门螺旋杆菌感染引起,少数由胆汁反流、消炎药物、吸烟和酒癖引起,炎症由浅变深、变重,可形成萎缩性胃炎。A型胃炎很少见,主要由自身免疫反应引起,有胃酸缺乏征象。

临床上慢性胃炎多无明显症状。部分有消化不良,出现上腹饱胀不适、餐后隐痛、嗳气、泛酸、呕吐等症状。A 型胃炎可出现明显厌食和体重减轻,可伴有贫血,确诊主要依靠胃镜检查和胃黏膜活检,A 型胃炎还可检查血中抗壁细胞抗体,以辅助诊断,无特殊治疗。B 型胃炎治疗主要是灭菌治疗,国内外倡导三联或四联疗法。

此外,有的患者,检查发现的肠化生,主要是指胃腺转变成肠腺样(特点是含杯状细胞多),如形成不典型增生,达到中度水平,可能是癌前病变。对于胃黏膜肠化生和不典型增生,这类病变是可逆的,应消除恐癌心理。应用胡萝卜素、维生素 C 以及叶酸治疗,可帮助其逆转,但须做定期随访。

2. 消化道溃疡

消化道溃疡是指发生在胃和十二指肠球部的慢性溃疡,不同于胃炎的糜烂,特点是黏膜缺损超过了黏膜肌层。该病南方高于北方,城市高于农村。胃溃疡多发生于中老年,而十二指肠溃疡发生于青壮年。该病特点:慢性过程且反复发作;呈周期性,间隔几周、几月或几年发作;有季节性,多在秋冬和冬春之交发病;上腹痛呈节律性。

主要病因是幽门螺旋杆菌感染引起,其次是胃酸分泌过多、阿司匹林等消炎药物引起。也存在着遗传、应激、心理、吸烟等致病原因。从发病机制上:一方面是胃酸和胃蛋白酶的侵袭力,损伤黏膜,是十二指肠溃疡形成的主要因素;另一方面是黏膜屏障、黏液—HCO_2 屏障等防卫因子力量削弱,是胃溃疡(胃酸分泌处于正常范围)形成的主要因素。

临床症状主要是上腹痛。①胃溃疡常出现规律性疼痛，餐后半小时至 1 小时出现（相当于餐后痛），下一餐前自行消失，有的呈不典型疼，仅表现为上腹不适、厌食、嗳气、反酸。②十二指肠溃疡疼痛呈节律性，早餐后 1～3 小时开始上腹痛（相当于饥饿疼），午餐前或进食缓解，餐后 2～4 小时又痛。两者均有午夜痛。

检查体征：上腹有压痛点，而疼痛缓解后无明显体征。胃镜检查可明确诊断。此外，胃溃疡患者胃酸分泌正常或稍低，十二指肠溃疡患者胃酸分泌过多；两者检测胃泌素高于正常值，幽门螺旋杆菌检测呈阳性，X 线钡餐可见龛影。该病要与功能性消化不良、胃泌素瘤、癌性溃疡相鉴别。

消化道溃疡较严重的并发症是出血、穿孔、幽门梗阻、癌变。其中，出血占 20%，主要是溃疡侵蚀造成毛细血管破裂引起。穿孔是最严重的并发症，可造成剧烈疼痛，引发腹膜炎，应在穿孔后 6～8 小时内手术治疗；超过 24 小时预后恶劣。幽门梗阻是由于炎症消肿和幽门平滑肌痉挛，而引起暂时性梗阻，或由溃疡后形成瘢痕收缩而形成持久性梗阻，多有胃排空延迟、餐后疼痛加剧、呕吐等症状。癌变可继发于胃溃疡，发生率约 1%，一般 45 岁以上、长期胃溃疡、粪隐血阳性、8 周治疗无效的，要注意癌变可能。

治疗原则是消除病因、控制症状、促进愈合、防止复发和避免并发症。

✠ 肺结核

肺结核是由结核分枝杆菌引发的慢性传染病，可累及全身多个器官,但以肺部受累最为常见。本病病理特点是结核结节和干酪样坏死,易形成空洞。临床上多呈慢性过程,少数可急起发病。

肺结核并无非常特异性的临床表现,有些患者甚至没有任何症状,仅在体检时发现。患者可有一些结核中毒症状,如夜间盗汗,表现为熟睡时出汗,几乎湿透衣服,觉醒后汗止,其他全身症状还有疲乏无力、食欲缺乏、消瘦、失眠、月经失调甚至闭经等。急性血行播散性肺结核、干酪性肺炎、空洞形成或伴有肺部感染时等可表现为高热。常见症状为咳嗽、咳痰、咯血、胸痛、呼吸困难等,干咳三周或以上,伴痰血,要高度怀疑肺结核可能,患者咳痰较少,一般多为白色黏痰,合并感染、支气管扩张常咳黄脓痰,干酪样液化坏死时也有黄色脓痰,甚至可见坏死物排出,当结核坏死灶累及肺毛细血管壁时,可出现痰中带血,如累及大血管,可出现量不等的咯血。肺结核并发结核性胸膜炎会引起较剧烈的胸痛,与呼吸相关。晚期肺结核,两肺病灶广泛引起呼吸衰竭或伴右心功能不全时常出现较严重的呼吸困难。

肺结核的预防方法如下。

(1)加强宣教与健康管理。

(2)控制传染源。这是控制结核病流行的关键环节。主要是通过肺结核病例的早期发现、早期进行强有效的化学治疗,加强肺结核的化学治疗管理,使排菌的肺结核患者失去传染性,保护健康人群免受结核菌感染。

(3)保护易感人群。卡介苗接种:卡介苗是一种无毒牛型结核菌的活菌疫苗,接种后人体获得一定的免疫力,对结核病有一定的特异性抵抗力。卡介苗在预防儿童结核病,特别是那些可能危及儿童生命的严重类型,如结核性脑膜炎、血行播散型结核等方面具有相当的效果,但对成人的保护有限,不足以预防感染和发病。

(4)药物预防。针对感染结核菌并存在发病高危因素的人群进行药物预防,主要对象包括:HIV 感染者;与新诊断为传染性肺结核有密切接触史且结核菌素试验阳性的幼儿;未接种卡介苗的 5 岁以下结核菌素试验阳性的儿童;结核菌素试验强阳性且伴有糖尿病或矽肺者;与传染性肺结核有密切接触的长期使用肾上腺皮质激素和免疫抑制剂的患者。

▣ 脑卒中

脑血管疾病是由于脑部血管突然破裂或因血管阻塞造成血液循环障碍而引起脑组织损害的一组疾病的总称。常见的原因是动脉粥样硬化,其次是高血压病伴发的动脉病变,还有心脏病、血液病、动静脉畸形、肿瘤等。

急性脑血管疾病又称脑卒中、脑血管意外或中风。该病起病急,具有发病率高、致残率高、死亡率高、复发率高的特点。脑卒中是严重危害人类健康的重大疾病,是我国人口死亡的第二大原因,给社会和家庭带来沉重负担。

脑卒中是可以早期预防的,只要养成健康的生活方式,控制好血压、血脂、动脉硬化等情况,掌握脑卒中先兆症状,了解脑卒中防治知识,提高防病意识,及时就医治疗,就可以有效避免脑卒中发生,防止导致严重后果而造成终生遗憾。

(1)综合预防:尽早改变不健康的生活方式,主动地控制各种致病的危险因素，做到合理膳食、戒烟限酒、平衡心理、适当运动。老年人腹泻、大汗、失血等情况，要注意补充液体，以防止血液黏稠、血流缓慢。

（2）控制好血压：高血压病是引起脑卒中的最重要的元凶，高血压病患者应定期测量血压。降压目标为普通高血压患者应将血压降至＜140/90 mmHg；伴有糖尿病或肾病患者最好降至＜130/80 mmHg。具体情况依医生来定。

（3）防治动脉粥样硬化：40 岁以上男性和绝经期后女性应每年进行血脂检查；血脂异常患者首先应改变生活方式，无效者在专科医生指导下采用药物治疗。

（4）控制血糖：糖尿病患者发生脑卒中的可能性较一般人群成倍增加，高血糖可进一步加重脑卒中后的脑损害。因此，糖尿病患者应在专科医师指导下严格控制好血糖。

（5）定期健康体检：有心脏病的人易发生脑卒中。研究表明，无论在何种血压水平，有心脏病的人发生脑卒中的危险都要比无心脏病者高 2 倍以上。中老年人每年应进行健康体检，进行心脑血管疾病的筛查，以便早期发现心脏病，早期治疗。

⊠ 糖尿病

糖尿病是一组以慢性血糖水平增高为特征的代谢疾病群。由胰岛素分泌缺陷和（或）胰岛素作用缺陷引起，造成糖、蛋白质、脂肪代谢异常，出现"三多一少"（多饮、多尿、多食、体重少）特点。糖尿病并发症可引起眼、肾、神经、心脏、血管等组织的慢性进行性病变。严重时可发生急性代谢紊乱，如酮症酸中毒、高渗性昏迷等。

糖尿病是常见病、多发病,其患病率随人们生活水平的提高、人口老龄化、生活方式的改变而迅速增加。世界卫生组织(WHO)将糖尿病分为四大类型,分别是1型糖尿病、2型糖尿病、其他特殊类型糖尿病和妊娠期糖尿病。

糖尿病的治疗原则是早期、长期、综合与个体化治疗。目标是控制高血糖,纠正代谢紊乱,消除糖尿病症状,防止或延缓并发症。具体措施为防病教育、血糖监测、饮食控制、运动疗法和药物治疗。其中药物治疗为口服降糖药和注射胰岛素。

(1)防病教育:让患者掌握糖尿病防治知识,糖尿病尚不能根治,但只要控制好血糖,并发症是可以避免或延缓的。

(2)血糖监测:要定期监测血糖,掌握体重、血压、血脂和血黏稠度等指标。有下列情况之一的属重点人群,宜进行血糖筛查。即血糖异常,血脂异常,年龄≥40,超重、肥胖,糖尿病患者一级亲属,出生巨大儿,妊娠糖尿病史,高血压,心脑血管疾病患者等。

(3)饮食控制:部分轻型糖尿病患者仅用饮食治疗可控制病情。控制三大营养素按比例、分餐次摄入,同时,提倡摄入富含纤维素的食品,可延缓食物吸收,降低餐后血糖高峰,有利于改善血糖、血脂代谢紊乱,并促进胃肠蠕动,防止便秘。每日饮食中纤维素含量以不少于40克为宜,如食用绿叶蔬菜、豆类、块根类、粗谷物、含糖成分低的水果等。

(4)运动治疗:增强体育活动可改善机体对胰岛素的敏感性,最好是以中低等强度有氧运动为宜。要持之以恒,每周5次,每次半小时为宜。

（5）药物治疗：要在医生指导下用药。

⊠ 脊椎病

脊椎疾病是中老年人的常见病，如腰椎间盘突出、颈椎病等。随着年龄的增长，脊椎的骨质、椎间盘、韧带、肌肉易发生退行性病变（老化），进而压迫脊髓、脊神经、血管等，增加脊椎的负担，从而引起颈、腰、腿痛甚至神经损害，进而影响工作能力和生活质量。

脊椎病的预防保健方法如下。

（1）姿势要正确。坐姿要做到挺胸收腹，重心落在骨盆上。颈部保持正直，微微前倾，不要扭转、倾斜，保持舒适自然姿势。站时躯干要挺直，肩臂要舒展。睡觉时最好是以仰卧为主，侧卧为辅，左右交替。

（2）养成良好习惯。不宜头靠在床头或沙发扶手上看书、看电视等。选择硬度适中的床垫，能支撑起腰部，保护腰椎的生理曲线。用枕要适当，枕头要有弹性，中央应略凹进，颈部应充分接触枕头并保持略后仰，枕头的下缘最好垫在肩胛骨的上缘，不使颈部悬空。侧卧时应使枕头与肩同高。

（3）注意保暖。寒冷刺激会使肌肉血管痉挛，加重颈、腰部疼痛。在秋冬季节，最好穿高领衣服、高腰裤，夜间睡眠时应防止颈、肩、腰部受凉；在炎热季节，空调温度不能太低，不要出汗后直接吹冷风或进入空调房。

（4）坚持体育运动。运动前做好准备活动。颈、腰部旋转运动宜轻柔缓慢，幅度要适当控制。要加强腿部力量锻炼，以有效分担腰背部的负担。

颈椎病患者进行保健操锻炼时需要在医生的同意下进行。强度不要太大，以免拉伤颈部的肌肉，加重颈椎病。

⊠ 肿瘤

肿瘤是在各种致瘤因素作用下，机体局部组织的细胞在基因水平上失去对其生长的正常调控，导致异常增生而形成的新生物。它是一种常见病、多发病、慢性病，一般分为良性肿瘤和恶性肿瘤两大类。其中良性肿瘤对机体的影响较小，主要表现为局部压迫和阻塞症状；而恶性肿瘤是危害人类健康最严重的疾病，医学上称为癌症，它是恶性病，潜伏期长，早期较难发现，症状明显时多数已到中晚期。

目前，恶性肿瘤已经成为危害人类健康的第一杀手，是我国乃至全球面临的最大公共卫生问题。我国恶性肿瘤发病第一位的是肺癌，其次为胃癌、结直肠癌、肝癌和食管癌，中国是全球癌症高发区域之一，癌症严重威胁人民群众的身体健康。

肿瘤的本质是基因病，主要是在化学致癌物、电离辐射、致癌病毒等致癌因素作用下，引起机体细胞基因的突变，激活促进生长的癌基因，灭活肿瘤抑制基因，导致细胞增生，形成恶性肿瘤。

恶性肿瘤由于分化不成熟，生长较快，浸润破坏器官的结构和功能，并可发生转移，因而对机体的影响严重。可导致患者身体消瘦、无力、贫血、食欲不振、发热，形成“恶病质”，严重情况下会使患者脏器功能受损，甚至死亡。

癌症的预防措施如下。

(1)戒烟。烟雾中的烟焦油、尼古丁、亚硝胺类等有害物质具有致癌性,20%～30%的癌症与吸烟有关,特别是男性肺癌,因此,戒烟是防癌的重要措施。

(2)合理膳食。水果中的果胶、黄酮等物质具有防癌作用,可增加新鲜水果蔬菜的摄入。减少饮食中的油、盐消耗和油炸食品的摄入,少食用熏烤、盐腌食品,避免食入致癌物质。

(3)规律运动。运动强度不要太大,别把运动当任务,要有规律,能够坚持,以感到愉快为宜,这种运动方式可以提升人体免疫功能。

(4)疫苗接种。接种乙肝疫苗可以预防乙肝病毒感染,防止肝硬化、肝癌。国外部分国家妇女接种人类乳头状瘤病毒疫苗,以预防宫颈癌的发生。

(5)定期体检。癌症如果能早发现、早治疗,治愈率可达80%以上。重视针对肿瘤的健康检查,要通过体检达到早期发现的目的。

(6)掌握家族疾病风险。癌症与遗传有关系,乳腺癌、卵巢癌、肠癌是遗传比例最高的三大肿瘤,要注意监测筛查。

(7)了解癌症报警信号。如乳房内无痛肿块或乳头排出血性液体;有吞咽梗阻感或胸骨后烧灼感;干咳或痰中带血;便血或排便异常;无痛性血尿;持续性声音嘶哑;黑痣迅速增大或破溃出血;不明原因的进行性体重减轻等"报警信号",要进一步到医院检查。

(8)保持好心情。现代医学发现,癌症好发于一些受到挫折后长期处于精神压抑、焦虑、沮丧、恐惧、悲伤等情绪紧张的人。

精神心理因素虽不能直接致癌,但其心理影响会降低机体的免疫力,从而增加癌症的发病率。因此,保持良好的心情、知足常乐、少忧郁、保持乐观的心态是防癌的有效措施。

肿瘤离我们很近,却并不可怕。它其实就像高血压、糖尿病一样,是一种慢性病,并非不治之症。要消除对癌症的错误认知,对癌症治疗的恐惧,养成健康的生活方式,注重早发现、早诊断、早治疗,提高生存质量,实现减缓并最终控制癌症死亡率增长这一目标。

第 10 讲
男性健康小常识

✉ 小不适，别轻视

脸色不好要当心

中医认为，某些疾病的特征是可以从脸色上反映出来的。男性脸色具有红黄之色，隐藏于皮肤之内，光泽明亮润泽，才说明精神健旺、气血充足。

男性的脸色也会因为年龄、体质、遗传、职业、日晒程度等因素又有所不同。排除这些外来因素的影响，男性的脸色能够反映出男性可能存在的疾病或者亚健康状态。因此，男性朋友一定要学会通过观察自己的脸色来判断自身身体的健康状态。

一般男性不健康的脸色有以下几种。

1.脸色发黄

脸色偏黄或者萎黄的男性大多是脾胃虚弱。男性脾胃功能强大时，气血才会旺盛，皮肤才会柔润。如果男性的脾胃虚弱，器官功能就会减弱，不能很好地消化食物，气血供应不足，脸色就会变黄。

专家建议：脸色发黄的男性应少食用肥腻、生冷的食品，可以多吃一些赤小豆、扁豆、蚕豆、花生等食物，也可食用山药糯米粥来进行调养。

2.脸色发青

男性脸色发青大多数是因为气机不调，血行不畅，血液瘀滞于面部。中医学认为，肝脏能够调节血流量和全身的气机。男性机体气血平和，离不开肝脏的调节，肝气郁滞就会造成机体气血失和,使男性脸色发青。

专家建议:脸色发青的男性要多吃一些具有理气解郁、调理脾胃功能的食物,如大麦、蘑菇、苦瓜等,要少吃收敛酸涩的食物,如乌梅、泡菜、柠檬等,以免阻滞气机。此外,男性还应该尽量少吃冷冻食品。

3. 脸色发黑

脸色暗黑的男性多为肾虚。男性肾气旺盛时,肾精充盈,五脏功能正常运行,气血也十分旺盛,青春焕发,容貌不衰。当男性肾气虚衰时,就会容颜黑暗、鬓发斑白、齿摇发落、未老先衰等,甚至会引起泌尿和生殖系统疾病。

专家建议:脸色发黑的男性要注意固护自己的精气,可以吃一些滋补肾阴的食物,如芝麻、糯米、绿豆、乌贼、水果等。男性最好不要吃辛辣刺激、煎炸爆炒的食物。

4. 脸色发白

男性气虚或者是阳虚会让脸色变得发白。如果男性的肺功能失常日久,就会造成肌肤干燥,面容憔悴和脸色及手掌苍白的现象。男性阳气虚弱,不能温润体肤,也会导致脸色发白。

专家建议:脸色发白的男性要补气壮阳,可以多吃一些补气壮阳的食物,如牛肉、羊肉、虾、海参、韭菜等。

打呼噜不可忽视

男性在睡觉时打呼噜是日常生活中的一种常见现象。大多数男性可能只知道打呼噜会影响到别人休息,而不知道打呼噜是睡眠呼吸暂停综合征的危险信号,会对人体健康产生许多危害。

那么男性睡觉打呼噜会对人体健康产生哪些危害呢？

1.睡眠质量不高

男性晚上睡觉打呼噜，以为进入了深度睡眠状态，其实不然。很多打呼噜的男性在早上醒来还是感觉疲惫，严重者白天还有可能嗜睡。

2.引发其他疾病

男性睡觉打呼噜很可能和某些呼吸系统疾病以及高血压、冠心病、脑血管意外等心血管疾病有关。

专家提醒，如果晚上睡觉打呼噜而且伴有张口呼吸、频繁呼吸停止、睡眠憋醒、睡眠不宁、睡不解乏、睡醒后头痛、夜尿增多、记忆力减退、反应迟钝等症状，就应该尽快就医治疗，因为鼾声已经为男性身体发出了危险信号。

舌头是男性疾病的窗口

我国古典医药学著作《临证验舌法》记载："内外杂证，无一不呈其形，着其色于舌。"也就是说，一般的疾病都能够从舌头上看出来。辨证来看，男性舌头的舌象变化也可以看出男性可能存在的身体疾病。舌头就如同男性疾病的窗口，能够观察到机体的变化。那么，男性如何通过舌象来判断身体存在的疾病呢？

1.舌色过淡

这是男性血虚、阳虚或者是寒症的表现，男性有可能患上了营养障碍、贫血和某些内分泌疾病。

2.舌色太红

这是男性阴虚和实热的特征，说明男性的甲状腺可能出现了问题，也有可能是得了糖尿病。

3.舌头胖嫩

男性舌边有齿痕,多属虚、寒症,男性可能患有甲状腺功能低下或者肢端肥大症。

4.舌面生芒刺

表明男性身体热郁内结,很有可能患上肺炎或猩红热,类似于其他发烧的疾病也可能会出现此舌象。

5.舌苔黄腻

舌苔黄腻属热,黄色越深热越重,也就反映了男性肠胃有积滞、消化道中腐败有机物增多,可能存在消化不良、胃炎、肠炎等疾病。

6.伸舌时震颤

这表明男性的神经出现衰弱,或者久病体虚,或者患了甲亢。

7.活动不灵

如果男性的舌头活动不灵敏通常是脑血管病的先兆,如脑梗死等。

8.舌头有裂纹

这说明男性缺少 B 族维生素或者患了慢性舌炎,还有可能营养不良等。

9.白色舌苔

如果白色舌苔出现在舌头中间部分,可能预示着男性的十二指肠出现了问题;如果白色舌苔出现在舌头的舌尖部位,可能意味着男性患有胃炎。

10.舌头发干,舌苔平滑

这说明男性可能缺铁或者是患上了贫血症等。

夜里头痛，警惕脑瘤

德国神经学专家布尔特·拜尔提出，如果男性在夜间头痛，而在白天症状短暂消失后又多次复发，吃普通止痛药也无法减轻其症状，这就有患脑瘤的可能。

夜里头痛可能是脑瘤的迹象，除此之外智障、口吃等都是脑瘤前期的迹象。只不过后两者很容易被人们重视，而夜里头痛容易被男性朋友忽视。因此，当男性出现了夜里头痛，吃止痛药不管用的情况就要及时就医。

专家表示，脑瘤主要是由良性肿瘤挤压大脑组织，或者是恶性肿瘤破坏了正常的大脑组织造成的。那么，男性朋友应该怎样在日常生活中预防脑瘤呢？

1. 戒烟限酒

世界卫生组织曾经预言，假如人们不再吸烟，5 年之后世界上的癌症将会减少三分之一。烟酒都是极酸的酸性物质，长期吸烟、喝酒会对身体造成严重伤害，还会引发心脑血管疾病。

2. 健康饮食

男性不要吃被污染过的食物，如受污染的水、粮食等，防止病从口入。男性也不要吃过热、过冷、过期及变质的食物，可以酌情吃一些防癌食物，特别是含碱量高的碱性食物。

3. 调整心态

压力大是诱发脑瘤的重要因素，男性朋友要调整好心态，不要背负太多的负担，乐观地工作和生活。

4. 加强锻炼

要加强体育锻炼，增强自身的体质，提高免疫力。男性朋友可以多在阳光下运动,多出汗可将体内酸性物质随汗液排出体外,避免形成酸性体质。

5.生活规律

男性要早睡早起,养成有规律的生活习惯。生活习惯不规律的男性,如彻夜唱卡拉 OK、打麻将、夜不归宿等,都会加倍消耗身体机能,可能诱发心脑血管疾病。

手心发热需警惕

两手之间有发热的感觉,又叫手心热,也是一种病症。男性手心热可能是某些疾病的征兆。那么,手心热可能是哪些疾病的征兆呢?

1.肺结核

肺结核是最常见的手心发热原因,特别是青年人患了肺结核,而且会伴有盗汗、乏力、咳嗽、精神萎靡不振等。就医照胸片或者化验检查时一般即可发现病变的存在。

2.慢性肾盂肾炎

肾盂肾炎慢性活动期一般有持续性或者间歇性的手心发热,并且会伴有全身发热。如果回忆之前有腰酸、乏力、尿频、尿急、尿痛等症状,进行尿液检查即可发现存在异常情况。

3.肝病

病毒性肝炎、肝硬化、慢性胆道感染等肝脏疾病都有可能有手心发热的现象。肝脏的疾病一般会伴有食欲不振、消瘦、乏力、腹胀、肝区隐痛、失眠等。通过对肝脏和肝功的检查,通常能查出病情。

4.结缔组织疾病

像风湿热、系统性红斑狼疮、类风湿性关节炎等也可以引起男性手心发热的情况，一般会伴有全身发热。

满面红光也是病

习惯上我们会用"满面红光"来夸别人气色好，身体健康，但是满面红光不见得一定是健康的。脸红也要分为健康性脸红和病理性脸红，有时候"满面红光"也可能成为某些疾病的先兆。因此，男性朋友应该辩证地看待"满面红光"。

病理性的脸红存在以下几种病症。

1.风湿性心脏病

由于心脏二尖瓣狭窄，血液在回心脏时受到阻碍，造成了肺瘀血，血压上升会导致面部双颧呈紫红色，医学上称为"二尖瓣面容"。

2.肺结核

有肺结核病的男性就会经常表现为面部潮红。特别是在中午以后，患者的面颊或耳轮发红，也有人戏称为"面若桃花"。

3.高血压

大多数的高血压男性都表现为满面红光而且肥胖，他们常常被人恭维是福星高照，实际上这时的高血压已经严重危及男性身体健康，一般在男性40岁以后发病率比较高。

4.流行性出血热

患有流行性出血热的男性会由于全身毛细血管的扩张，血管通透性变得更强，早期可表现为面部充血、颜面发红，医学上称之为"醉酒面容"。

5. 类癌脸红

"类癌"介于良性与恶性之间，有向恶性转变的倾向。类癌综合征患者几乎无一例外都有皮肤阵红发作现象，患者面部、颈部、胳膊和小腿皮肤会变得潮红。

6. 更年期脸红

男性到了更年期有时候也会经常为一点小事就情绪激动，情绪上的变化会马上体现在脸上，为一点小事往往会争执得面红耳赤。

除此以外，高温环境、甲亢、乙醇中毒等情况也会有脸红的表现，同样值得男性朋友关注。医生提示，要透过现象看本质，只有找到引起脸色改变的真正原因，才能对症治疗。

洗澡胸痛，警惕冠心病

有些男性，特别是中老年男性在洗澡的时候会出现胸口疼痛，但在停止洗澡休息几分钟后症状就得到了缓解。男性朋友不以为意，把胸痛当作小事。其实这是不正确的。洗澡胸痛应该引起男性朋友的重视，更要警惕患了冠心病。

很多患有冠心病的男性都会在洗澡时发生胸痛的状况，经常会被忽略当成其他病症。引起胸痛的原因很多，如冠心病、心绞痛、胸膜痛、胸骨或骨膜疾病导致的疼痛、神经痛等。有时候中老年男性在活动时也会产生胸闷、胸痛的情况，休息一会症状就缓解了。

患有冠心病的男性在洗澡时产生胸痛，是因为机体很容易出现心脏缺血，更何况冠心病患者的体内心肌供应血液的血管已发生病变，十分容易造成内脏血流量减少，心脏血流量减少就会严重缺氧，从而出现胸痛症状。此外，男性洗澡时不断活动会加重心肌对血液的需求，供求关系更为恶化，严重时还可引发心肌梗死，危及生命。

当洗澡时出现胸痛，男性朋友一定要立即停止洗澡，并进行休息，最好能够就近采取半卧位休息，以平复紧张心情。如果男性已经患有冠心病，在洗澡时应提前准备好紧急救治药物，最好能够口服药物或者是含服药物。如果洗澡时胸痛长时间无法缓解，就应该立即就医治疗。

别拿耳痛不当病

耳痛是一种常见病，也是一种常见症状。耳部疾病可以引起耳痛，邻近器官疾病也会引起耳痛，某些严重的疾病同样会引起耳痛。可见，引起耳痛的原因很多，需要男性朋友关注，千万别拿耳痛不当病。

就耳朵本身的病变而言，引起耳痛的原因有以下几种。

1. 外耳道炎

当耳内感到不适的时候，有的男性朋友喜欢用指甲等尖锐的东西在耳朵里掏，这很容易将耳道皮肤戳破，可能引起感染发炎。这样不但有耳痛，而且还可能伴有出血。

2. 外耳道疖肿

如果外耳道炎得不到及时治疗，当身体机能下降或者耳道皮肤长时间受到水的浸渍，皮肤表面会抵抗力减弱，往往容易发生耳道疖肿，疖肿会逐渐地肿胀、化脓，甚至将耳道堵塞，引起巨大的疼痛。

3. 中耳炎

当中耳全部或部分结构发生炎性病变,绝大多数为非特异性炎症。

4. 急性中耳炎

中耳腔内发生细菌性感染时,脓液会不断增多,并开始直接压迫对疼痛敏感的鼓膜,引起耳内一阵阵的疼痛。

5. 耳疱疹

耳疱疹的形成和病毒感染有关,在耳郭上比较多见。所以在引起耳痛的时候痛似针刺或烧灼,有少数的男性朋友还可伴随有面神经瘫痪、听力减退、恶心、呕吐等症状。

6. 耳耵聍

耳耵聍就是俗称的"耳垢",由耳道皮肤下的耵聍腺分泌所产生。耵聍慢慢积聚可堵塞耳道,听力也会受到影响。一旦耳道内进了水,耵聍就会发生膨胀,膨胀后的耵聍会紧紧压迫耳道产生耳痛。

7. 耳肿瘤

在耳朵内部,如果耳道或者中耳腔内长有恶性癌肿,随着病情恶化,就会出现耳道出血和听力下降,还可能引起不同程度的耳痛。

8. 耳神经痛

耳朵四周神经比较多,在受到过强或者过久的噪声等意外的刺激时常常会出现阵阵耳痛。这种耳朵的痛感通常时隐时现,往往能忍受,在检查时却发现不了什么病变。

眼球异常最易出现的疾病

正常情况下,人的左右瞳孔应该是对称的。如果男性的瞳孔出现一大一小或者一侧收缩的速度较慢、幅度较小，就很有可能是脑卒中、脑肿瘤、视神经肿瘤等疾病的前期症状。男性朋友只有通过观察眼部的症状，才能判断身体上是否出现了什么疾病，以便及早就医检查。

那么，男性眼睛出现异常可能会预示着哪些疾病呢？

1. 眼睛充血

眼睛的结膜上布满了毛细血管，一旦血管出现破裂，就会有充血的现象。眼科专家提醒，通常结膜出血没有明显原因，但是严重高血压或血小板缺乏的患者，结膜也会充血。

2. 眼睛凸出

当男性甲状腺激素水平异常，出现甲亢时会使得眼部周围组织肿胀，眼睛像凸出来一样。

3. 眼睑下垂

随着年龄的增长，很多男性都会出现眼睑下垂的现象。有国外学者认为，这可能是脑部肿瘤或者重症肌无力的信号。

4. 眼球变黄

肝炎和肝硬化等肝功能异常都会引起胆红素积聚，从而导致巩膜变黄，眼球自然也变得发黄。

5. 角膜环

眼角膜环可能是威尔逊病的症状。患有此病的男性铜代谢存在障碍，导致铜沉积在角膜上，在瞳孔周围形成一个"角膜环"。

6. 眼睑增厚

眼睑增厚很可能是神经纤维瘤的前兆。

7. 眼部血管斑

患有动脉粥样硬化的男性，一旦在视网膜毛细血管里能够发现细小的黄色斑块，就说明动脉粥样硬化已经十分严重了。

8. 视神经异常

男性在正常情况下，视神经应该呈粉红色，假如颜色变为浅白色，则有可能是脑肿瘤、多发性硬化等疾病的征兆。

9. 视网膜病变

糖尿病、高血压等很多疾病都会损伤视网膜上的血管和神经。所以，男性一旦发现视网膜渗血、分泌黄色液体、出现白斑等症状，就应该立刻就医做全身检查。

视力突然下降，并非全是老花眼

到了中年的时候男性可能会突然发现，读报时近在眼前的报纸上的字模糊不清犹如"雾里看花"，这就是视力减退造成的。当然，视力减退有可能是因为中老年男性生理上功能的衰老引起的，也有可能是患有某种眼病引起的。因此，中老年男性不可盲目戴老花镜，以免损害眼睛健康。

大多数男性在45岁左右就会出现老花眼。男性朋友首先感到看细小文字模糊不清，仰头看不行，还得要把报纸拿远才能看清。这就是老花眼的具体表现，是中老年男性的正常生理现象。有些患有老花眼的中老年男性，凭感觉从商店里买了一副老花镜，以此解决自身视力问题。这样做确实解决了视力的问题，却往往掩盖了可能存在的眼病，如白内障、散光等。

如果中老年男性真是得了老花眼，患者会不由自主地将所看书、报等近物远移，以减轻调节负担，消除视力不清和眼睛疲劳的现象,而看远处的事物则没有什么变化。年龄相关性黄斑变性和白内障的表现则不是通过看远近来判断的,无论看近、看远都是一片模糊。

在此,医生提醒中老年男性朋友,出现了老花眼的症状,应该及时到医院进行检查。如果发现了年龄相关性黄斑变性等眼病,还要尽早治疗。如果确定是老花眼,戴老花镜必须经过准确验光,而且每年还需要重新验光、配镜。不然,戴了不合适的眼镜只会适得其反。

口苦要注意保护胆囊

有的男性会时不时地感到口苦,以为自己吃了什么东西导致这种情况。一般男性出现口苦可能是胆囊功能差,尤其是患有胆囊疾病的一种反应,如胆囊炎、胆石症等。还有一些口苦的男性可能是由于胃动力差,食管存在炎症的人也可为胆汁反流至胃,从而引起口苦。因此,男性朋友口苦的话一定要注意保护胆囊。

口干口苦在中医上讲是男性内热炽盛、阴津不足的表现。如果想消除口苦的情况,男性可以试用清热生津的中药。其配方如下:黄连 15 克,麦冬 30 克,芦根 30 克,白茅根 30 克,生地 20 克,赤芍 20 克,煎药服用 3～5 付即可见效。

还有一种药物可以有效地治疗口苦,男性朋友也比较熟悉,那就是维生素 C 片。维生素 C 片对任何原因引起的口苦症都有效果,其用法是每日 3 次,每次2～3 片。轻度口苦的男性服药几次就可以消除口苦,重度的服药 3～4 天后也会得到好转。服用维生素 C 一般没有不良反应,但是仅仅是作为应急使用,只能治标却不治本。

此外,引起男性口苦的原因还有很多,如患有消化系统、呼吸系统、心血管系统疾病的人均可出现口苦。男性口腔本身疾病以及患有某些感染性疾病的人也可出现口苦。男性过度疲劳、睡眠不足、过度吸烟、酗酒等同样会引起口苦。

总之,口苦不是单独存在的疾病,还有可能是多种疾病或者不良生活因素的一种表现。因此,治疗口苦的最好办法还是要找到疾病源头,把疾病治好了,口苦也就消失了。

口干预示着可能患上某些疾病

男性经常出汗,出汗之后就会感到十分口渴,严重的还会出现口干症状。一般来讲,如果男性经常出现口干的症状且喝水也无法缓解时,就必须提高警惕了。

唾液是人体分泌的一种酸性液体,能够保持口腔湿润,帮助消化和抗菌,正常男性每天至少会分泌2 000～3 000毫升的唾液。当男性感到口干时,说明唾液的分泌量发生了变化,除了男性饮水少、大量出汗等原因外,需要男性朋友关注身体内部,口干可能预示着患了某些疾病。

以下几种身体机体能够引起口干。

1. 糖尿病

男性患有糖尿病的典型症状为"三多一少",即多饮、多食、多尿和体重减轻。由于过多的尿液排出,糖尿病患者的身体经常处于缺水状态,极其容易出现口干症状。

2. 慢性腮腺炎

慢性腮腺炎的炎症多半会侵及唾液腺,从而使唾液的分泌减少,所以患者经常会出现口干的症状。另外,患有慢性腮腺炎的男性在清晨起床后还会感觉嘴里有咸味。

3. 干燥综合征

干燥综合征其实是一种免疫性疾病,如果该病不能及早发现并治疗,会严重威胁到男性的身体健康。男性在患该病的早期,会经常感到口干,晚上常常要起夜来喝水并且喝水的次数十分频繁,吃饭时也难以下咽。该病的晚期,患者会失去很多唾液,舌头和牙齿也会受损,还会出现口臭。

4. 甲亢

男性得了甲亢之后的能量代谢快,身体的产热量也会很多,这就使得男性常会出现口干的情况。另外,男性还会出现甲状腺肿大和突眼等体征。

5. 鼻腔疾病

患有鼻腔疾病的男性很难用鼻子正常呼吸,需要张口呼吸,其口腔内的唾液会大量蒸发,因此会经常感到口干。另外,患者还会出现鼻腔不适、呼吸困难等症状。

6. 肺部疾病

患有某些肺部疾病的男性也需要经常用口来呼吸,从而导致口腔内的水分极易流失。该病最大的特点是,患者的肺功能一旦有所改善,其口干的症状便可缓解。

7. 维生素 B_2 缺乏症

缺乏维生素 B_2 的患者会出现口干的症状,同时还会出现不同程度的口角溃疡、咽干、舌体溃疡等情况。

专家提示男性朋友,当你无缘无故地感到口干时,这很可能是身体发出的预警,你应该尽快去医院做检查,以免耽误了对某些疾病的治疗。

腹痛暗示出现的疾病

男性在日常生活中难免会出现肚子不舒服的时候,可能是着了凉,也可能是吃错了东西,这些都有可能引起男性腹痛。引起男性腹痛的原因有很多,如果是经常感到腹痛就要引起重视了。

腹痛有时候会提示出现了某些疾病,经常腹痛的男性就有可能存在这些疾病。

1. 急性胃肠炎

男性腹痛的位置以上腹部与脐周部为主,会呈持续性急痛伴阵发性加剧。通常还可能伴有恶心、呕吐、腹泻、发热等情况。男性体格检查时可以发现上腹部或及脐周部有压痛,多数无肌紧张,更没有反跳痛,肠鸣音稍微亢进。结合发病前有不洁饮食的经过不难诊断。

2. 胃、十二指肠溃疡

中青年男性胃溃疡和十二指肠溃疡的发病率比较高,腹痛位置以中上腹部为主,大多数为持续性隐痛,在男性空腹时发作比较多。男性进行体格检查时会有中上腹压痛,但无肌紧张亦无反跳痛。当腹痛频繁发作时可能伴粪便隐血试验阳性。

3. 急性阑尾炎

大多数男性患者起病时,会先感到中腹持续性隐痛,可能过数小时会后转移至右下腹,呈持续性隐痛,伴阵发性加剧。也有少数男性患者在起病时会感到右下腹痛。腹痛从中上腹隐痛经数小时后转移至右下腹为急性阑尾炎疼痛的特点。这个过程身体发热,体温升高,还有可能出现恶化。身体检查可在麦氏点有压痛,并会有肌紧张,这是阑尾炎的典型体征,再结合体内白细胞计数的增多,很容易确诊急性阑尾炎。如果急性阑尾炎未获及时诊断和处理,1～2日后右下腹部呈持续性痛,麦氏点周围压痛、肌紧张及反跳痛十分明显,白细胞计数显著增多,就有可能发展成为坏疽性阑尾炎。假如男性能够在右下腹触及边缘模糊的肿块,就已经形成了阑尾包块。

4.肠梗阻

肠梗阻可以见于各种年龄的男性患者,青少年以蛔虫症、肠套叠等引起的多见;成年人以疝气或肠粘连引起的多见;中老年则由结肠癌等引起的比较多。肠梗阻的疼痛部位多在肚脐周围,呈阵发性绞痛,可能伴有呕吐与停止排便排气。如果男性腹痛呈持续性疼痛并伴阵发性加剧,腹部压痛明显,并伴肌紧张及反跳痛或腹水,导致迅速出现休克则很可能是绞窄性肠梗阻。因此,在肠梗阻发生之前,要及早地发现症状,坚持就医,及早治疗。

5.腹腔脏器破裂

因外力导致的腹腔脏器破裂,如肝癌结节因外力作用或自发破裂等。此病发病原因突然,会持续性剧痛涉及全腹,常伴休克,应及时送往医院救治。

6.输尿管结石

男性突然发生腹痛,多数在左或右侧腹部呈阵发性绞痛,并向会阴部放射。腹部的压痛感不明显,当腹痛发作时可能会伴有血尿出现。

7. 急性心肌梗死

中老年人发病比较常见,梗死的部位如果在膈面,尤其面积较大的多有上腹部痛。一般腹痛经常在劳累、紧张或者饱餐后突然发作,并且呈持续性绞痛,向左肩或双臂内侧部位放射。腹痛的时候还会经常伴有恶心,可有休克。体格检查时上腹部或有轻度压痛、无肌紧张和反跳痛,心脏检查会有心律紊乱征象。

◆ 家庭急救实用技巧及用药细节

服药时间有讲究

男性在日常生活中可能只知道服药的时间,一般会在饭前或者是饭后。其实每种药服用时间都是有讲究的。男性朋友选择合适的时间服用某种药物,有时不仅能够提高药物疗效,而且还能够降低药物的不良反应。

以从早到晚的顺序而言具体的服药时间有以下时间点。

1. 凌晨 4 时

凌晨 4 时最好服用降糖、强心类的药物。此时人体对胰岛素最为敏感,即使给予低剂量胰岛素,也可达到满意的治疗效果。心力衰竭的男性患者对洋地黄等强心药物,在凌晨 4 时最为敏感,这个时候的药效比其他时间的药效能够高出 10～20 倍。需要男性朋友注意的是,此时服药应适当减少剂量,以防中毒。

2. 早晨 7 时

这个时间最好服用利尿类的药物。利尿剂在体内发挥药效,与肾功能和血流动力学等因素有着十分密切的关系,选择适宜的时间服药显得尤为重要。如双氢克尿噻,在早晨 7 时服药较其他时间服用的不良反应要小得多。

3. 上午 9～11 时

这个时间最好服用降压类的药物。医学研究表明,男性血压在上午9～11 时达到高峰,夜间入睡后则下降到一天中的最低点。因此,高血压患者一般只需白天用药,并且注意上午时用药量略大。如果夜间继续用药,血压可能会下降得更低,容易诱发脑血栓。

4. 中午 12 时

这个时候最好服用治疗关节炎的药物。一般这类药物通常要经过七八个小时才能发挥最大疗效,所以男性中午 12 时服用效果最好。

5. 下午 3～4 时

这个时间最好是服用平喘类的药物。男性机体会在夜晚自动减少激素分泌,从而使气管的宽度缩小,一般患有哮喘病的男性在夜晚会加剧。巴西圣保罗大学的研究人员得出结论:"下午3～4 时吸入类固醇,有助于次日凌晨 3～4 时预防哮喘发作。"所以,男性最好选择这个时间,让自己的夜晚过得更舒畅一些。

6. 下午 4 时

下午 4 时建议男性最好服用感冒类的药物。因为下午 4 时是高热及其他普通感冒症状发作的高峰时段,选择这个时间正好可以对症下药。

7. 晚上 8 时

这个时间最好服用抗贫血类的药物。硫酸亚铁等补血剂,可以帮助男性补血,每天晚上8时服用是最好的时机,男性服用后的吸收率比早晨8时要高得多,并且还能够延长作用时间达3～4倍。

茶水服药不可取

有的男性朋友有喝茶的习惯,生病吃药的时候也会贪图方便,随手拿起手中的茶杯,就把药服下去了。其实,这个习惯很不好,利用茶水服药不可取,这样做是不科学的。

医学研究证明,茶叶中的鞣酸能和许多种药物产生化学反应,并且能够生成让男性机体很难吸收和利用的沉淀物质。用茶水服药,轻者可能会使药效大大降低甚至完全失去效果,重者还会发生严重的不良反应。例如,患有心脏病的男性服用地高辛抗心力衰竭,假如用茶水送服,服后可以表现为有时吃药无效,有时会产生药物中毒。治疗男性贫血的药物硫酸亚铁和枸橼酸铁铵等和各种助消化药物如胃蛋白酶、淀粉酶、胰酶、干酵母、乳酶生等如与茶水同服,必然会影响到本身药物的治疗效果。还有很多中药材也不能和茶水同服,以免降低药效,如人参、黄连、黄柏、麻黄、元胡等。

此外,用牛奶或者其他的饮料送服药物同样会影响某些药物的治疗效果。男性朋友正确的服药方式是用温开水服用药物。因为白开水杂质少,不会与药物发生化学反应。只有科学地掌握服药的方法,正确地服药,才能保证血液中的药物浓度,从而获得最佳疗效,让身体越来越健康。

医生特别提醒,有的药物不但必须用温开水送服,而且应多喝温开水,以防药物在尿道中析出结晶,形成尿道结石。磺胺就是这一类药物。男性在服解热止痛药物时也需多喝温开水,以便有利于机体排泄、退热和从尿中排泄毒素,避免使用药物后因出汗过多而引起虚脱。

干吞药物易被药伤

日常生活中,有些男性在服用西药时,会直接把药放在嘴里,也不用开水送服,干吞而下。这样做很容易对人体造成伤害。

一般医生在给患者开完药后都会叮嘱一下,用温开水送服。用温开水服药一方面水中杂质少,不会与药产生不良反应,另一方面水能够帮助药物顺利地通过咽喉、食管到达胃,使干涩的药片和刺激性的药水不会在食管停留太久,从而保护了食管黏膜,起到了润滑的作用。

有的男性在服药时,喝的水太少,会使一些刺激性药物停留在食管中的时间过长,从而引起食管发炎。更有甚者图省事,干吞药片,连水也不喝,这样做害处更大。例如,四环素、强力霉素、红霉素、强的松、阿司匹林、保泰松等在食管长期滞留都会对食管造成损伤。

同时,用开水服药,可以加强男性机体对药片的溶解和稀释作用。这样既能够减少药物对消化道的刺激,又能够加强对药物的吸收。足量的水还能够冲淡男性体内的毒素,有利于加速毒素排出体外。因此,男性朋友在服药时一定要注意多喝水,不要图省事干吞药片。

水果不宜在服药前后吃

很多男性朋友会关心服药的次数和用量,但是很少关心服药期间的饮食。有的男性在服药过后，可能会吃个水果，补充一下营养和水分，这是不可取的。

专家认为，男性在服药前后 30 分钟内，最好不要吃东西，尤其不要吃蔬菜和水果。这是因为蔬菜和水果的某些物质会和药物发生化学反应，从而使药物作用发生改变。

有些水果富含大量草酸或维生素 C 等，但是有一些药物是碱性的，如治疗胃溃疡的药物就是碱性的，当酸碱度不合适时，会起化学反应，从而降低药物的药效。此外，咀嚼时能够引起胃酸分泌，也能够进一步造成胃里的酸碱度不平衡，最终会影响药物的吸收率。

男性经常服用的降血脂药、抗生素、安眠药、抗过敏药等，都可以与某些水果和蔬菜中的物质发生相互作用，减弱药物本来的功效，甚至会产生毒副作用。某些抗过敏药可以与柑橘类水果如柚子发生化学反应，引起男性心律失常，甚至引起致命性心室颤动。某些水果和抗生素发生反应，也会使抗生素的疗效大大下降。虽然大多数药物很适合空腹服用，但是也有的药物并不适合空腹服用，如胺碘酮，男性在饭后服用，反而可增加其吸收率。因此，男性在服药前还是应仔细阅读药品说明书。

另外，值得男性朋友注意的是，很多人可能同时患多种疾病，有些药最好不要同时服用，避免相互之间发生化学反应。如果吃的药物种类较多，最好服用时间间隔十几分钟到半个小时。

每个家庭都应配备家庭急救箱

当人们遭受水、电、交通事故和急病袭击的时候，男性除了掌握必要的急救措施外，更应该在家里备一个急救箱。家庭有急救箱会给你的生活带来很多便利。即使是应付常见的小伤、小病，也能得心应手，免除措手不及之忧。

那么，男性如何配备家庭急救箱呢？

（1）准备一些消毒好的纱布、绷带、胶布，也要购买一些脱脂棉留做备用。

（2）体温计是常用的量具，是必须要准备的。医用的镊子和剪子也要有相应的准备，在使用的时候一定要用火或酒精消毒。

（3）急救箱里要准备一些外用药，如酒精、紫药水、红药水、碘酒、烫伤膏、止痒清凉油、伤湿止痛膏、云南白药等。

（4）内服药也是急救箱中必不可少的，可配置解热、止痛、止泻、防晕车和助消化等药物。在选择内服药物方面，尽量选择大人和小孩两种分开的。

家庭急救箱的配置可以根据家庭长远的健康状况来定。此外，还要经常检查和更换，以免药物过期失去药效或者变成有毒物质。

突发情况紧急止血的举措

男性在运动时，或者遭遇突发情况时，身体将不可避免地会受到伤害，一旦损伤严重就可能会导致流血。要知道，血液是人活着的根本所在。失血将会造成人体休克，甚至死亡。所以，止血就成了我们必备的技能之一。

按照人体出血血管的不同，有以下 3 种止血方法。

1. 毛细血管出血止血法

毛细血管又叫作微血管，一般情况下，毛细血管出血只是渗血，伤口很小会慢慢凝固自行止血。人体自身具有止血凝血的生理功能。人体在受伤出血时,血管断裂端能够自行收缩,减少失血,血液中的凝血因子也会因为出血而激活,加速凝血的过程,从而形成凝块,像栓子一样堵住血管出血的通路。人体伤口血流越慢,越容易形成血凝块,因此也就越容易自行止血。虽然人体能够自行止血,但是这个过程十分缓慢,所以如果出血,即使是毛细血管的小伤口,我们也需要做一些止血和包扎的措施。

男性朋友只需用清洁水或生理盐水将伤口冲洗干净,盖上消毒纱布或者棉垫即可。男性朋友将伤口用绷带加压缠绕固定住,很快就可以止血了。当遇到紧急情况时,任何清洁且合适的东西都可临时借用做止血包扎,如手帕、毛巾、布条等,先将血止住后再送医院处理伤口。

2. 静脉出血止血法

当人体静脉出血时,暗红色的血会缓缓流出,出血速度会比较快,出血量也会逐渐增多,如果不及时止血,逐渐可形成失血性休克。

在止血的过程中,除了上述包扎止血方法外,还应该压迫伤口止血。男性朋友通过用手或其他物体在包扎伤口上方的敷料上施以压力,迫使血管压扁,血流变慢,形成血凝块。在施加压力压迫伤口时,这种压力必须持续 5~15 分钟才可能奏效。较深伤口位置如腋下、大腿根部可将纱布填塞进伤口再施加压力进行包扎,将受伤部位抬高也有利于静脉出血的止血。

3. 动脉出血止血法

当人体受创引起动脉出血时,鲜红色的血液随心脏的收缩而大量涌出,呈喷射状,出血速度快,出血量也很大,尤其是四肢大的动脉出血,如果不能及时止住,将很快导致失血性休克,甚至死亡。

动脉出血的止血方法有两种。

(1)指压法。男性利用指压法能够方便及时地阻止大动脉出血,但是位置一定要准确,手法一定要到位。

男性朋友用手指压迫出血部位的上方,用力压住血管,就可以阻止流血。这时,要赶快利用别的方法把伤口包扎固定好,不能长时间用手按压,否则会影响人体的血液循环。阻止流血后应赶快送医院处理伤口。

(2)止血带止血法。此种方法适用于四肢大出血的急救。虽然这种方法止血最有效,但是容易损伤肢体,可能影响后期修复,不过能保住生命才是最重要的。其方法是,用止血带抬高患肢 12 分钟,在出血位置的上方,如上臂或大腿的上 1/3 处,先用毛巾或棉垫包扎皮肤,然后将止血带拉长拉紧缠绕在毛巾等物外面,包扎的力度不可过紧也不可过松,最多绕两圈,直到停止流血就可以了。止血带最好用有弹性的橡胶管,严禁使用铁丝、电线等无弹性生硬的东西代替止血带。男性朋友上好止血带后,应在上面做一个明显的标记,并写明上止血带的时间。每40 分钟左右放松一次止血带,每次 3 分钟左右,此时用局部压迫法止血,再次结扎止血带的部位应该上下稍加移动,以减少止血带对皮肤的损伤。

鼻出血的紧急应对措施

有时候天气太干燥,男性体内缺水,或者是因为运动意外受伤,都有可能造成鼻出血。当男性或者是男性的同伴遇到鼻出血的情况时,应该怎么样应对呢?

应对鼻出血的紧急措施有以下几个。

(1)将流血的一侧鼻翼推向鼻梁,并保持 5～10 分钟,一般就可以止住流血。如果是两侧均出血,则捏住两侧鼻翼。等鼻血止住后,鼻孔中会有很多凝血块,不要急于将它从鼻孔中清理出来,尽量避免用力打喷嚏和用力揉,防止再次出血。

(2)左鼻孔流血,举起右手臂,右鼻孔流血,举起左手臂,一般几分钟后就可以自行止住。

(3)取适量的大蒜,去皮捣成蒜泥,敷在脚心上,并且用纱布包好,可较快止血。

(4)坐在椅子上,将双脚浸泡在热水中,泡脚几分钟也可止鼻血。

(5)用自来水或井水(凉水)皆可,让其中一只手浸湿后,并在脖子后拍几下就可以止血。

(6)还可以用冰敷的方法,通过冰敷使得皮肤遇冷以达到血管收缩止血的目的。冰敷额头的效果并不好,因为距离出血的鼻孔部位太远,而且局部过于冰冷会引起头部不适。因此,冰敷的正确方法是可直接冰敷在鼻根及鼻头上面。

中暑的紧急处理

夏季来临,气象学将日最高气温大于或者等于 35℃ 的一天定义为"高温日",如果连续 5 天以上是"高温日"就被称作"持续高温"。男性在高温下生活,胃肠功能因受暑热刺激会相对减弱,容易发生头重倦怠、胸脘郁闷、食欲不振等不适,严重的甚至会引起中暑。

如何应对人体中暑并能做出紧急处理,是男性朋友夏天必不可少的知识。当有人中暑后应该采取以下施救方法。

1. 搬移

先要将中暑的患者迅速抬到通风、阴凉、干爽的地方。将中暑患者转移至通风阴凉处后,让其平躺,并垫高头部,尽量解开衣扣,松开或脱去衣服。

2. 降温

此时要充分利用身边可用的报纸或者随身携带的扇子对患者进行降温。可以在患者头上敷上冷毛巾,或者用白酒、冰水或冷水进行全身擦浴,然后用扇子加速散热,利用一切条件为患者降温。还可以在患者的太阳穴、咽喉部擦拭清凉油。

3. 促醒

患者如果已经失去了知觉,可以用手指掐水沟穴、合谷穴等穴位,令患者苏醒。如果患者停止呼吸,应该立即实施人工呼吸。

4. 补水

如果患者仍然有意识,可以给患者提供一些清凉饮料,并补充一些必要的水分,水中可以加入少量盐或小苏打水。切忌不可急于补充大量水分,否则会引起患者呕吐、腹痛、恶心等症状。医生提醒,患者不可一次性喝300毫升以上的液体。可以给患者服用人丹、十滴水或藿香正气液等来治疗中暑。

对于重症中暑的患者,必须立刻送往医院进行医治。男性在搬运患者时,应该使用担架运送,不可让患者步行,同时在运送途中要注意尽可能地用冰袋敷于患者的额头、枕后、胸口、肘窝及大腿根部,积极地进行物理降温,以保护患者大脑、心肺等重要脏器。

触电的急救方法

电是一把双刃剑,使用得当能够方便人们的工作和生活,使用不当就会有触电的危险,严重危害人们的身体健康。人如果触电,就要立刻进行急救,多耽误 1 分钟就可能酿成悲剧。因此,男性朋友必须要懂一些触电急救的方法。

人体在触电以后,可能会由于痉挛或者失去知觉等原因而紧抓带电体,一般情况下自己不能摆脱电源。男性朋友在抢救触电者时,首先要使触电者脱离电源。

通常能够使触电者脱离电源的方法有以下几种。

(1)立即将闸刀打开或者将插头拔掉,从而切断电源。值得注意的是,普通的电灯开关只能切断一根线,有的时候如果切断的不是火线,也就没有真正切断电源。

(2)男性朋友找不到开关或者插头时,可以使用绝缘的物体如干燥的木棒、竹竿、手套等将电线拨开到一边,使触电者脱离电源。

(3)男性朋友可使用绝缘工具如绝缘的电工钳、木柄斧头以及锄头等来切断电线,以彻底切断电源和触电者的接触。

(4)遇高压触电事故,男性朋友应该立即通知有关部门停电。

以上 4 点并不是所有的方法,男性朋友要因地制宜,灵活运用各种方法,目的就是快速地切断电源,尽快挽救生命和财产安全。

当触电者脱离电源后,男性朋友应该根据触电者的具体情况迅速对触电者进行救护,力争在触电后 1 分钟内进行救治。

有资料表明,在触电后 1 分钟内进行救治的,90%以上有良好的效果;如果超过 12 分钟再开始救治,基本上没有救活的可能。现场急救的主要方法是口对口人工呼吸和体外心脏挤压法,严禁打强心针。

1.口对口人工呼吸法

用人工呼吸法可代替触电者肺的呼吸活动,使空气能够有节律地进入和排出肺脏,供给触电者体内足够的氧气,并充分排出二氧化碳,维持正常的通气功能。

2.体外心脏挤压法

体外心脏挤压法指有节律地对触电者的心脏进行挤压,并使用人工的方法代替心脏的自然收缩,使心脏恢复搏动功能,能够维持血液循环。

人在触电后也会表现出不同的症状,男性朋友应该根据不同的症状进行适当的救治。触电后的患者一般有以下 4 种症状。

1.神志尚清醒,但心慌力乏,四肢麻木

这类患者一般只需要把他扶到清凉通风的地方进行休息,让其自然慢慢地恢复。但是也要派专人照料护理,因为有的患者可能会在几小时后发生病变而造成突然死亡。

2.有心跳,但是呼吸停止或者呼吸极微弱

这类患者应该立刻采用口对口人工呼吸法进行急救。人工呼吸要做到:清理口腔防堵塞,鼻孔朝天头后仰,贴嘴吹气胸扩张,放开口鼻换气畅,并能保持每分钟 12 次左右的频率。

3.有呼吸,但是心跳停止或极微弱

这类患者应该采用人工胸外心脏挤压法来恢复患者的心

跳。人工胸外心脏挤压法应该做到：当胸一手掌，中指对凹腔，掌根用力向下压，压下突然收，并保持每分钟 60～80 次的频率。

4. 心跳和呼吸均已停止者

这类患者的危险性最大，抢救的难度也是最大的。在抢救时男性朋友应该同时使用上面的方法，采用"人工氧合"的方法。如果条件允许，最好是两人一起抢救。如果仅有一人抢救时，应先对患者吹气 2～3 次，然后再挤压心脏 15 次，如此反复交替进行。

附　　录

❖ 常用男性健康简易自查方法

1."不倒时间"——检验老化程度

平衡能力在人类生活中有着非常重要的意义。日本京都府立医科大学的山田教授根据对人体组织30多年的研究提出一种简单易行的"人体老化简易自测法"。具体方法:自测者双手下垂紧贴身体两侧,闭上眼睛,用一只脚直立站住,然后根据他的"不倒时间"来判断自己老化程度。判断标准:9.9秒,男性生理年龄为30～35岁;8.4秒,男性生理年龄为40～49岁;7.4秒,男性生理年龄为50～59岁;5.8秒,男性生理年龄为60～69岁。未达到标准者,老化程度偏快,即生理年龄高于实际年龄。

2.腰臀比——检验脂肪指标

腰臀比(WHR)是反映身体脂肪分布的一个简单指标,世界卫生组织通常用它来衡量人体是肥胖还是健康,保持臀围和腰围的适当比例关系,对成年人体质和健康及其寿命有着重要意义。许多研究已证明,该比值与心血管发病率密切相关。标准的腰臀比为男性小于0.8。根据美国运动医学学会1997年推荐的标准,男性腰臀比大于0.95就是具有心血管疾病危险性的腰臀比数据。注意,测量时一定要采取站姿。

3.屏气时间——检验肺功能

深吸一口气,然后屏气,时间越久越好,再慢慢呼出,呼出时间3秒钟为最理想。最大限度屏气,一个20岁、健康状况甚佳的人,可持续90～120秒。而一个年满50岁的人,约为30秒左右。

4. 小便时间——检测肾功能

喝完啤酒就想上厕所的人,是肾脏健康的证明。喝完啤酒,20 岁的人在 15 分钟后;30 岁的人在 20 分钟后;40 岁的人在 30 分钟以内上厕所,就说明身体健康。总之,肾脏越健康,上厕所时间也越早。同时,还可从排尿的力道及气味、颜色等,简单检查健康状态。撒尿时,尿力不足即是肾脏衰弱的证明;肾不好,精力也会随之减退,故需特别注意。尿液呈白色的人,健康状况一定不好;内脏的某处有火气时,尿液呈茶褐色。

5. 脉搏——检验心脏功能

将 3 次脉搏数相加,减去 200 再除以 10,即(脉 A＋脉 B＋脉 C－200)/10,所得结果:0～3,说明你的心脏强壮;3～6,良好;6～9,一般;9～12,心脏不怎么好;12 以上,应及时找医生。

6. 仰卧起坐——检验体力

20 岁的健康人在 1 分钟内仰卧起坐的最佳成绩为起落45～50 次;30 岁的为 40～45 次;40 岁的为 35～40 次;50 岁的为 25～30 次;60 岁的为 15～20 次。

7. 爬楼梯——检验体力、腿力

如一步迈两级台阶,能快速登上 5 层楼,说明健康状况良好;一级一级登上 5 层楼,没有明显的气喘现象,健康状况不错;如果气喘吁吁,呼吸急促,则说明健康状况较差;登上 3 楼就又累又喘,意味着身体虚弱,应到医院进一步查明原因,切莫大意。

❖ 体检常识

体检注意事项

为了保证顺利完成健康体检,请注意如下事项。

1. 诊室检查需要注意的事项

在内科、外科、眼科、耳鼻喉科、口腔科、妇科等诊室检查时，医生会进行病史的询问和专科体格检查，医生需要尽可能多地知道相关信息，才能结合各项辅助检查，对受检者的身体状况做出综合评价，所以需要如实告诉医生既往病史、家族病史、过敏史和当前用药情况。另外，请不要随意放弃体检项目，例如在外科诊室，很多人不愿做肛门指诊检查，而肛门指诊是发现直肠病变最简便易行的方法，如果放弃，其他的仪器检查中就没有这个部位的检查了，也就容易造成漏检。在眼科诊室检查中要注意，如果平时佩戴隐形眼镜，那么体检时请换成框架眼镜，否则无法进行眼底和眼压检查。

2. 测量血压的注意事项

经常有人一到医院测血压，心情就紧张，血压就升高，即所谓的"白大褂高血压"。如果您有这种情况，请在测血压前休息10～15分钟，全身放松，穿着宽松的上衣，以便检查。

3. 腹部B超检查的注意事项

做这项检查时一定要空腹，因为肝脏分泌的胆汁会储存在胆囊内，经过一定时间的空腹，胆囊内就会储存足够多的胆汁，使B超可以探测到胆囊的影像。一旦进食，胆囊就会收缩以排出胆汁参与食物的消化，胆囊就看不见了。而且进食后的肠胀气也会影响腹部超声的探查。如果您是慢性病患者，需要按时服药的话，您可以用不超过50毫升的白开水送服，这样不会影响体检结果。

4. C^{13}检测的注意事项

做幽门螺杆菌C^{13}呼气试验的时候，也一定要空腹检测。这个项目需要两次吹气才能完成。第一次吐气后，医护人员会给受检者用少量水服下一粒胶囊，半小时后再进行第二次吹气，这期间受检者可以做其他项目。注意千万不能进食进水，并一定要按时返回 C^{13} 呼气试验检查处，完成第二次吹气。第二次吹气后，如果没有其他空腹项目，才能进食。

5. 抽血的注意事项

若既往有晕针、晕血的现象，请抽血前告诉医护人员。采血后，请用棉签稍用力按压穿刺点 5 分钟以上，不要揉，以免出现皮下瘀血，并把用过的棉签放入垃圾桶。

6. 体检前不宜吃的食物

体检前 1～3 天饮食要清淡，以下食物容易影响体检结果，检查前尽量少食。一是含碘高的食品。体检前两周不要食用含碘量高的食品，如深海鱼油、藻类、海带、海鱼、海蜇皮等，这些海产品含碘量高，会影响甲状腺功能检测。二是含嘌呤高的食物。由于嘌呤类的食物对尿酸检测有影响，所以不要吃含嘌呤高的食物，如动物内脏、海鲜类食品。

7. 留尿的注意事项

通常尿常规检查的样本要求为"中段尿"，即把整个排尿过程分为三段：开始的叫头段，最后的叫末段，中间大部分尿是"中段尿"。男性应避免精液和前列腺液的污染，否则会影响尿常规的检测结果。

体检报告中常见名词解读

1. 心电图报告

(1)窦性心律：这是心电图诊断报告中最常见的词汇。所有正常人的心律都应该是窦性心律。通俗的比喻是:心脏正常跳动要由一个最高司令部来指挥,这个司令部就是心脏中一个叫做"窦房结"的部位。由它发出的电生理信号指挥心脏跳动的节律就叫做"窦性心律"。如果窦房结不工作了,心脏的其他部位就会代替它发布命令,如心房发布命令就叫"房性心律"、房室交界区发布命令就叫"房室交界性心律",这些心律都是不正常的。

(2)窦性心律失常:窦房结正常的工作状态应该是心律规整,每分钟 60~100 次。而窦性心律失常是指窦房结虽然在工作,但是它的工作状态不好,出现过快、过慢或者不齐的现象,在心电图的诊断报告中就会有"窦性心动过速""窦性心动过缓""窦性心律不齐"等名词,窦性心律失常在正常人中也很多见。

(3)早搏(期前收缩):在两次正常的窦性心律之间,突然有心脏其他部位兴奋性过高,"越位"来发布一次命令指挥心脏跳动,心电图就会出现"早搏",心房产生的早搏叫"房性早搏"、房室结产生的早搏叫"房室结性早搏"、心室产生的早搏叫"室性早搏"。早搏是一种很常见的心律失常,在正常人中也十分常见,多数人并没有不适症状,偶尔会感到心脏会有一下特别剧烈的跳动,如果频发早搏,最好去医院就诊。

(4)心房纤颤:所有正常人的心房、心室肌细胞都要听从窦房结的指挥,步调一致,才能使整个心脏有规律的收缩,推动血液流动。如果心房肌细胞不听从命令了,不一起跳,如同一支拔河的队伍,队员们不听从队长的哨声,你拉你的,他拉他的,形成每分钟 350~600 次的异位节律,不能形成合力,心电图上看不到心房波形,就叫房颤。

(5)传导阻滞:从窦房结发出命令,到心房、心室产生收缩动作完成心脏的泵血功能,会按照一定时间和顺序依次完成,在这个动作传导过程中发生异常就会产生传导阻滞。可分为窦房传导阻滞房室传导阻滞和束支传导阻滞。

(6)ST-T改变:心肌炎、心肌缺血都会出现ST-T改变,需要进一步就诊。

2. X线报告

职工健康体检中有数字胸片和颈椎正侧位片的项目,报告中除了"未见异常"或"正常"结论外,还可能见到以下专业词汇。

(1)主动脉钙化:主动脉弓部位出现动脉硬化,而且钙化达到一定量时,胸部X线检查就可以在主动脉弓部看到条状、弧线状或片状钙化影。单纯主动脉硬化不会产生症状,但往往会提示其他部位是否也会发生动脉硬化,如冠状动脉、脑血管、肾动脉等。

(2)肺纹理增多:肺纹理主要是肺动脉、肺静脉、支气管、淋巴管的影像反映。肺纹理增多常见于慢性支气管炎、支气管扩张、风湿性心脏病、尘肺、长期吸烟、老年人和肥胖者。

(3)胸膜肥厚粘连:提示受检者往往多年前有过症状轻微的胸膜炎症。

(4)颈椎骨质增生:在颈椎X片线上有椎间隙变窄,椎体前、后缘骨质增生,或显示双侧或单侧椎突变形、颈椎生理曲度改变、韧带钙化等。

3. 超声报告

在超声诊断中,医生通常会明确提示这些脏器可能的诊断,最常见的如脂肪肝、肝囊肿、胆囊炎、胆囊结石、胆囊息肉、前列腺增生、甲状腺结节、子宫肌瘤、乳腺增生等,如果需要进一步明确诊断或就诊治疗,医生会在体检结论中给予提示。

占位性病变是医学影像诊断学中的常见名词,不是临床诊断名词。通常指肿瘤、寄生虫、结石、血肿等,不涉及疾病的病因。至于占位性病变的性质(良性还是恶性),必须由临床医生结合病史、辅助检查等通过综合分析之后才能做出诊断。

4. 人体成分分析报告

在人体成分报告中,会提供细胞内外水分、蛋白质、无机盐、体脂肪的指标,对肌肉脂肪成分、肥胖程度、肌肉力量均衡程度进行分析,提出体重控制目标的建议。

5. 骨密度报告

骨密度又叫骨骼矿物质密度,是骨骼强度的一个重要指标。以克/平方厘米表示,在报告中有 T、Z 值两个指标。T 值是将检查所得到的骨密度与正常年轻人群的骨密度相比,得出高于或低于年轻人的标准差,是诊断骨质疏松最有意义的数值。Z 值是将检查所测得的骨密度与正常同龄人群的骨密度比较而得出的值,对诊断骨质疏松意义不大,但可以反映骨质疏松的严重程度。

6. 动脉硬化检测报告

动脉硬化主要检测血压、血管硬度、下肢血管堵塞状况。主要指标有足踝上臂血压比(ABI)与踝肱脉搏波传导速度(baPWV)。

ABI 是判断由动脉粥样硬化引起的下肢动脉狭窄、阻塞的指标。在检测报告中对阻塞情况会有明确的图形和数字提示。

baPWV 是判断与心脑血管疾病有密切关系的动脉壁硬化程度的指标,可以预测心脑血管疾病的风险。其因为受到年龄、血压、性别的影响很大,很难设定统一的标准正常值,目前用基准线做参考。

检验指标的分类意义

(1)主要反映肝功能的检验指标:①蛋白质合成指标,如血清总蛋白、白蛋白;②胆红素代谢指标,如总胆红素、直接胆红素;③血清酶学检查指标,如丙氨酸氨基转移酶、天冬氨酸氨基转移酶、碱性磷酸酶、γ-谷氨酰胺转移酶。

(2)主要反映肾功能的检验指标:血清肌酐、血清尿素、血清尿酸、胱抑素 C。

(3)主要反映血脂代谢的检验指标:总胆固醇、甘油三酯、高密度脂蛋白胆固醇、低密度脂蛋白胆固醇。

(4)主要反映血糖代谢的检验指标:空腹血糖、糖化血红蛋白。

(5)主要反映急性心肌损伤的检验指标:乳酸脱氢酶、超敏 C 反应蛋白是预测心脑血管疾病危险因素的指标。

(6)主要反映甲状腺功能的检验指标:三碘甲状腺原氨酸、甲状腺素、促甲状腺激素。

(7)主要反映免疫功能的检验指标:类风湿因子(RF)、抗"O"。

(8)肿瘤标志物:甲胎蛋白(AFP)、癌胚抗原(CEA)、糖链抗原 CA15-3、糖链抗原 CA12-5、总前列腺特异抗原(t-PSA)。

(9)主要反映血液无机物的检验指标:钾、钠、氯、钙。钾、钠、氯主要反映是否有电解质紊乱。

(10)怎样看血常规化验结果:通常血常规会出 20 余项结

果。在健康体检中以白细胞、红细胞、血红蛋白和血小板最有诊断参考价值,只要这几个指标正常,其他次要指标高点低点无大碍。红细胞和血红蛋白是诊断贫血的主要参考指标;白细胞及分类是诊断感染性疾病和白血病的主要指标;血小板是诊断凝血功能的主要指标。

(11)怎样看尿常规化验结果:尿常规通常也有 10 余项结果,在健康体检中以尿蛋白、尿糖、白细胞、红细胞最有参考价值。一旦出现尿蛋白提示肾脏病变的可能性大;出现尿糖一般应考虑糖尿病,但也有可能由其他疾病继发引起;尿中出现较多白细胞一般会考虑尿路感染;尿中出现红细胞则可能考虑由肾小球肾炎、尿路结石等引起。

检验项目的结果往往需要结合个人的症状、病史、家族史、体格检查、其他辅助检查等信息综合判断,才能用于疾病诊断,单纯某一个指标的针对性并不强。如果在健康体检中出现某些检验指标(特别是肿瘤标志物)的异常,不要自行对号入座,建议及时到医院征求专科医生的意见和建议,避免增加不必要的心理负担。

对肿瘤标志物的正确认识

肿瘤标志物是指在肿瘤的发生和增殖过程中,由肿瘤细胞本身所产生的或者是由机体对肿瘤细胞反应而产生的,反映肿瘤存在和生长的一类物质,包括蛋白质、激素、酶(同工酶)及癌基因产物等。化验患者血液或体液中的肿瘤标志物,可在肿瘤普查中早期发现肿瘤,并观察肿瘤治疗的疗效以及判断患者预后。

那么对于众多的肿瘤标志物,临床上如何选择呢？不同的肿瘤会有一些相对特异的肿瘤标志物,如 CA15-3 常出现在乳腺癌;CEA 常出现在肠癌、胃癌;CA12-5 常出现在卵巢癌等。临床医生会根据不同的肿瘤检查不同的标志物。同一种肿瘤或不同类型的肿瘤可有一种或几种肿瘤标志物异常;同一种肿瘤标志物可在不同的肿瘤中出现。为提高肿瘤标志物的辅助诊断价值和确定何种标志物可作为治疗后的随访监测指标,可进行肿瘤标志物联合检测,合理选择几项灵敏度、特异性能互补的肿瘤标志物组成最佳组合,进行联合检测。

由于绝大多数肿瘤标志物可同时存在于恶性肿瘤及某些良性肿瘤、炎症,甚至正常组织中,所以,肿瘤标志物的特异性比较差,也就是说肿瘤标志物高不一定是肿瘤造成的;结果正常在某些情况下也不能完全排除肿瘤。比如病毒性肝炎、肝硬化时,AFP、CEA 等肿瘤标志物都有可能升高。同样,如原发性肝癌 AFP 的阳性率仅为 $75\%\sim90\%$,也就是说至少还有 10% 左右的原发性肝癌患者的 AFP 为阴性。因此,肿瘤的诊断不能单独依靠肿瘤标志物的检查。单次肿瘤标志物升高的临床意义并不大,只有动态的持续升高才有意义。如果体检中发现某个或某几个肿瘤标志物持续升高,那么应该提高警惕,但也不必过分担忧,需要进一步通过 CT、B 超、MR 或最先进的 PET/CT 等手段检查,以明确诊断。如果肿瘤标志物只是单次轻度升高或每次检查的结果没有大的变化,就不必紧张了。总之,各种肿瘤标志物只能作为辅助诊断的指标之一,在没有明确诊断前,千万不要因为某项指标轻度升高就认为自己患了癌症,而应该提高警惕,做进一步的检查和观察。但对于已确诊的肿瘤,肿瘤标志物检查的意义就非常大了,如肿瘤标志物的升高往往预示着肿瘤的复发或治疗效果不理想,可提示医生调整治疗方案。

目前对肿瘤标志物检查结果认识上存在两大误区。误区之一是有肿瘤标志物异常就认为有恶性肿瘤。误区之二是肿瘤标志物正常就认为无恶性肿瘤。因为大多肿瘤标志物缺乏特异性,许多良性病变均可导致其异常,因此其升高不一定都是肿瘤。另外,有些确诊为肿瘤的患者,其肿瘤标志物在正常范围,这可能与其产生肿瘤标志物水平较低或基因不表达有关。因此,对肿瘤标志物检查结果要正确分析,动态检测的临床意义更大。尽管临床上对高危人群体检中也能发现早期肿瘤患者,但肿瘤标志物的检查结果在诊断中只有辅助诊断价值,应结合临床及其他检查综合判断。

体检主要指标结果速查

1. 血常规

检查项目	参考值	指标意义
红细胞相关指标 4 项		
红细胞计数(RBC)	$(4.0 \sim 5.5) \times 10^{12}/L$	↑生理性增多:见于禁(脱)水、重体力劳动、妊娠等 ↑病理性增多:见于大面积烧伤、真性红细胞增多症、先天性心脏病等 ↓减少:见于各种贫血或大量失血
血细胞比容(PCV)	$0.40 \sim 0.50$	↑增多:可能有脱水或红细胞增多症等 ↓减少:可能有贫血,但贫血程度与红细胞数不一定平行,有助于贫血分型

检查项目	参考值	指标意义
红细胞平均体积（MCV）	80～100fl（血细胞分析仪法）	↑增多:表示红细胞过大,为大细胞性贫血。见于缺乏维生素 B_{12} 和叶酸的贫血等 ↓减少:表示红细胞较小,为小细胞性贫血等
红细胞体积分布宽度(RDW)	11.5%～14.5%	↑增多:缺铁性贫血
血红蛋白相关指标3项		
血红蛋白(Hb)	120～160 g/L	↑增多:生理性增高和病理性增高,同红细胞计数 ↓减少:见于各种贫血等
平均红细胞血红蛋白含量(MCH)	27～34pg（血细胞分析仪法）	↑增多:可能为大细胞性贫血 ↓减少:可能为单纯小细胞性贫血或小细胞低色素性贫血
平均红细胞血红蛋白浓度(MCHC)	320～360g/L	↑增多:可能为大细胞性贫血 ↓减少:可能为小细胞低色素性贫血
白细胞相关指标6项		
白细胞计数（WBC）	(4.0～10.0)×10^9/L	↑生理性增多:发生于新生儿、孕妇,或剧烈运动后及发热、疼痛等 ↑病理性增多:细菌病毒感染(最常见)、过敏、中毒、组织损伤或坏死等病理性原因造成;可能是血液病的早期表现,如再生障碍性贫血等 ↓减少:常见于某些病毒感染、射线照射或药物化疗等
中性粒细胞(N)	50%～70%	↑生理性增多:发生于新生儿、孕妇,或剧烈运动后及发热、疼痛等 ↑病理性增多:细菌病毒感染(最常见)、过敏、中毒、组织损伤或坏死等病理性原因造成;可能是血液病的早期表现,如再生障碍性贫血等 ↓减少:常见于病毒感染、射线照射、药物化疗、再生障碍性贫血、脾功能亢进等

续上表

检查项目	参考值	指标意义
淋巴细胞(L)	20%～40%	↑增多:常见于某些急性传染病(如麻疹、风疹、腮腺炎、水痘等病毒感染)、某些慢性感染(如结核)、肾移植术后排斥反应、淋巴细胞白血病等 ↓减少:主要见于放射性损伤、免疫缺陷性疾病、丙种球蛋白缺乏症、应用肾上腺皮质激素等
嗜酸性粒细胞	0.5%～5%	↑增多:见于寄生虫病、过敏性疾病及某些皮肤病
嗜碱性粒细胞(B)	0～1%	↑增多:常见于过敏性疾病和慢性粒细胞白血病
单核细胞(M)	3%～8%	↑增多:见于某些感染(结核、伤寒、疟疾、感染性心内膜炎)、某些血液病(单核细胞白血病、霍奇金淋巴瘤)、急性传染病的恢复期
血小板相关指标3项		
血小板计数(PLT)	（100～300）×10^9/L	↑增多:>$400×10^9$/L,见于骨髓增殖性疾病(如真性红细胞增多症、原发性血小板增多症等),急性感染、急性大出血、某些癌症患者等会有轻度增多 ↓生理性减少:<$100×10^9$/L,短期内运动量大、女性经期等,并非疾病因素 ↓病理性减少:<$100×10^9$/L,接受抗病毒治疗、化疗等药物引起的血小板计数降低;血液系统疾病,如再生障碍性贫血、放射性损伤、急性白血病、血小板减少性紫癜、骨髓原发和转移性肿瘤等;其他疾病,如肝硬化、慢性肝病等

检查项目	参考值	指标意义
血小板平均容积（MPV）	7.0～11.0fl	↑增高:见于血小板破坏增加而骨髓代偿功能良好 ↓减低:血小板生成减少,骨髓造血功能不良
血小板分布宽度（PDW）	15.0%～17.0%	↑增高:见于巨幼红细胞贫血、慢性粒细胞白血病、脾切除、巨大血小板综合征、血栓性疾病等

2. 尿常规

检查项目	参考值	指标意义
尿物理学检查		
比重(SG)	随意尿:1.005～1.030 24 小时尿:1.010～1.025	↑随意尿增高:比重≥1.025,表示肾脏浓缩功能异常 ↓随意尿降低:比重≤1.005,表示肾脏稀释功能异常 固定在 1.010 左右:为肾实质受损、肾脏浓缩及稀释功能降低所致 ↑24 小时高比重尿:见于高热脱水、急性肾小球肾炎、心功能不全;蛋白尿及糖尿病患者的尿比重亦增高 ↓24 小时低比重尿:见于尿崩症、慢性肾炎等肾脏浓缩功能减退时,应用利尿剂或水分摄入过多等
尿量	1 000～2 000ml/24h	↑多尿:超过 2 500ml/24h ↓少尿:低于 400ml/24h ↓无尿:低于 100ml/24h 饮水量、运动、出汗、气温皆可影响尿量

续上表

检查项目	参考值	指标意义
尿化学检查		
酸碱值(pH)	一般为 6.0 左右，常在 4.5～8.0 波动	↑增高：见于碱中毒、尿潴留、膀胱炎、应用利尿剂、肾小管性酸中毒等 ↓降低：见于酸中毒、高热、痛风、糖尿病及口服氯化铵、维生素 C 等酸性药物
尿蛋白（PRO）定性检查	阴性(一)	阳性(＋)：见于急性、慢性肾小球肾炎、肾盂肾炎、肾病综合征、肾衰竭、糖尿病高血压肾病、妊娠高血压综合征、系统性红斑狼疮等；尿液中有微量蛋白质(＜150mg/24h)，可能是由于肌肉过度运动、冷水浴过久、摄入蛋白质过多等
尿糖定性检查	阴性(一)	阳性(＋)：考虑是否为糖尿病、甲状腺功能亢进、嗜铬细胞瘤等；大量吃糖或推注葡萄糖时，会有短暂的尿糖出现
尿潜血(ERY)	阴性(一)	阳性(＋)：常见于尿路结石、肾炎、感染、外伤、泌尿系统肿瘤或出血性疾病等
酮体(KET)	阴性(一)	阳性(＋)：通常剧烈运动、禁食、长期饥饿、妊娠剧吐、应激状态时，脂肪分解代谢增强，尿中酮体呈阳性(＋)；糖尿病患者一旦出现尿酮体，应考虑酮症酸中毒
尿胆红素(BIL)	阴性(一)	阳性(＋)：见于急性黄疸性肝炎、胆汁淤积性黄疸
尿胆原(MRO)	阴性(一)或弱阳性	↑升高：见于溶血性黄疸、急性肝炎、肝硬化等疾病 ↓降低：尿中没有尿胆原，表示存在胆道阻塞

检查项目	参考值	指标意义
亚硝酸盐(NIT)	阴性(一)	阳性(+):提示有结石的可能 可作为尿路感染的过筛试验 阳性(+):尿路感染可能为大肠埃希菌、肠杆菌引起,变形杆菌呈弱阳性 阴性(一):尿路感染可能为淋球菌、葡萄球菌、结核分枝杆菌等引起
尿液显微镜检查		
尿红细胞计数(RBC)	0~5/高倍镜视野	镜下血尿:>5/高倍镜视野 肉眼血尿:大量红细胞时,肉眼可见 镜下血尿和肉眼血尿可见于泌尿系统疾病,如结石、肿瘤等
尿白细胞(LEM)	0~5/高倍镜视野	↑升高:>5/高倍镜视野,表示存在尿路感染,如肾盂肾炎、膀胱炎、尿道炎等。大量白细胞肉眼可见脓尿
尿上皮细胞(SPC)	少量	↑升高:可能为泌尿系统炎症,如肾小球肾炎;若肾小管有病变时,可见许多形态为小圆形的上皮细胞
尿管型(KLG)	阴性(一)	**细胞管型** 红细胞管型:常见于急性肾炎与慢性肾炎急性发作 白细胞管型:表示肾小管内有炎症,常见于肾盂肾炎 上皮细胞管型:见于肾小管病变 **颗粒管** 细颗粒管型:见于慢性肾炎或急性肾炎后期 粗颗粒管型:见于慢性肾炎或药物中毒、重金属中毒引起的肾小管损伤 脂肪管型:肾小管上皮脂肪变性,见于肾病综合征、慢性肾小球肾炎急性发作、中毒性肾病 肾衰竭管型:可见于急性肾衰竭多尿期。如果慢性肾衰竭发现此类管型,提示预后不良

3. 便常规

检查项目	参考值	指标意义
粪便物理学检查		
外观颜色	呈黄褐色圆柱形软便,婴儿为黄色或金黄色糊状便	黑色便:见于上消化道出血,食入炭末、铁剂、铋剂、动物肝脏、动物血等 红色便:见于下消化道及肠道下段出血,如痔疮、肛裂、肠息肉、结肠癌等;服用朴蛲灵、酚酞、利福平、保泰松、阿司匹林等药物;进食番茄、西瓜等红色食物 果酱色:见于阿米巴痢疾、肠套叠等 灰白色:见于完全性胆道阻塞、肠道梗阻以及服钡餐造影后 绿色便:见于肠管蠕动过快,胆绿素在肠内尚未转变为粪胆素所致,如婴幼儿急性腹泻等以及粪便中混有未消化的蔬菜等
形态	条状或稠粥样,不混有黏液、脓血、寄生虫体等	水样便:见于急性肠道传染病、急性肠炎、食物中毒、婴幼儿腹泻、急性肠炎以及胃空肠吻合术后倾倒综合征等 蛋花汤样便:常见于婴幼儿腹泻 黏液便:见于过敏性结肠炎、慢性结肠炎等 脓血便:见于急慢性痢疾、血吸虫病、溃疡性结肠炎、结肠癌、直肠癌等 鲜血便:多为小肠段或结肠上段、肛门或直肠出血 柏油样便:见于上消化道出血,如溃疡病出血、食管静脉曲张破裂、消化道肿瘤等 乳凝样便:见于婴儿脂肪或酪蛋白消化不良等 细条状便:见于结肠癌等所致直肠狭窄 米泔样便:见于霍乱、副霍乱等 羊粪样:见于痉挛性便秘、老年习惯性便秘 白陶土样便:见于各种原因引起的胆管阻塞 泡沫便:粪便中有泡沫,表示进食糖类过多;如奶片较多,表示进乳多,脂肪或蛋白质消化不全 油花便:粪便中浮有"油花",多系脂肪类进食过多、不消化所致

续上表

检查项目	参考值	指标意义
粪便化验检查粪便隐血试验(FOBT)	阴性(－)	阳性(＋):见于胃肠道恶性肿瘤、伤寒、溃疡病、肝硬化等所引起的消化道出血,胃癌时可呈弱阳性 间断性阳性(＋):提示消化道溃疡 持续性阳性(＋):提示消化道癌症 假阳性:摄入引起胃肠出血的药物,如阿司匹林、皮质类固醇、非甾体类抗炎药,可造成OBT假阳性 假阴性:摄入大量维生素C,则可造成OBT假阴性
粪胆红素	阴性(－)	阳性(＋):见于溶血性黄疸和肝性黄疸等
粪胆素和粪胆原	阳性(＋)	阴性(－):当粪胆素含量减少时表明有胆道梗阻,完全梗阻时粪便外观呈白陶土样,粪胆素和粪胆原试验呈阴性
粪便显微镜检查		
红细胞	0/高倍镜视野	阳性(＋):常见于下消化道出血、肠道炎症、溃疡性结肠炎、结肠癌、直肠癌、直肠息肉、痔疮出血、细菌性痢疾和阿米巴痢疾等
白细胞	0～2/高倍镜视野	↑白细胞少量增加:0～15/高倍镜视野,结肠、直肠、小肠细菌性或非细菌性感染,变态反应性肠病或其他原因所致肠病等;溃疡性结肠炎或细菌性痢疾时可发现大量吞噬细胞 ↑↑白细胞明显增加:>15/高倍镜,常为细菌性痢疾或阿米巴样痢疾 ↑嗜酸性粒细胞:不仅白细胞数量增加,且嗜酸性粒细胞增多,见于过敏性肠炎、肠道寄生虫病
上皮细胞	少量	↑增多:肠壁有炎症,如坏死性肠炎、溃疡性肠癌等
寄生虫卵	无	阳性(＋):患寄生虫病时可检得相应的寄生虫卵

4. 糖代谢相关指标

检查项目	参考值	指标意义
空腹血糖（FBG）	3.9～6.1mmol/L	↑生理性增高：见于高糖饮食、剧烈运动、情绪激动等
空腹血糖（FBG）	3.9～6.1mmol/L	↑病理性增高：见于各型糖尿病；内分泌疾病，如甲状腺功能亢进症、巨人症、肢端肥大症、皮质醇增多、嗜铬细胞瘤等；颅脑损伤、脑卒中、心肌梗死等出现应激性高血糖；口服避孕药、注射肾上腺素等出现药源性高血糖；高热、呕吐、腹泻、脱水、麻醉、缺氧等也可引起高血糖 ↓生理性减低：饥饿、长期剧烈运动、妊娠期等 ↓病理性减低：胰岛 B 细胞增生和肿瘤等病变使胰岛素分泌过多；使用胰岛素或降血糖药物过多；垂体前叶或肾上腺皮质功能减退，使肾上腺皮质激素、生长激素分泌不足；肝脏严重损害时不能有效地调节血糖，当糖摄入不足时容易发生低血糖
餐后 2 小时血糖	<7.8mmol/L	糖耐量降低：餐后 2 小时血糖 7.8～11.1mmol/L，表示体内葡萄糖代谢不佳，可能存在胰岛 B 细胞分泌胰岛素功能减退或胰岛素抵抗 糖尿病：餐后 2 小时血糖≥11.1mmol/L，可诊断为糖尿病
口服葡萄糖耐量试验（OGTT）	空腹血糖正常值：3.9～6.1mmoL/L 服糖后 2 小时：<7.80mmol/L	**糖尿病前期** 空腹血糖受损（IFG）：空腹血糖 6.1～7.0mmol/L 糖耐量减低（IGT）：空腹血糖在 6.1～7.0mmol/L 餐后 2 小时血糖 7.8～11.1mmol/L **糖尿病** 具有糖尿病"多饮、多尿、多食、消瘦"典型症状，2 次空腹血糖（禁食 8 小时以上）≥7.0mmol/L，或 2 次餐后 2 小时（或任意时间）血糖≥11.1mmol/L，或以上两种情况各 1 次，即可诊断糖尿病。 没有典型症状，仅 1 次空腹血糖≥7.0mmol/L 和（或）1 次餐后 2 小时血糖≥11.1mmol/L，需再重复检测一次，或口服 75g 葡萄糖或馒头进行糖耐量试验（OGTT），仍达以上值者，可以确诊为糖尿病

续上表

检查项目	参考值	指标意义
糖化血红蛋白 （HbA1c）	4%～6%	<4%控制偏低,患者容易出现低血糖 6%～7%——控制理想 7%～8%——可以接受 8%～9%——控制不好 >9%——控制很差,是糖尿病并发症发生发展的危险因素
糖化血清蛋白 （CSP）	(1.9±0.25) mmol/L	↑升高:在过去2～3周内糖尿病控制不良
胰岛素释放试验	血浆胰岛素:10～20mU/L 正常人空腹胰岛素水平为5～20mU/L,服葡萄糖后增加5～10倍,高峰在30～60分钟	主要用于糖尿病的分型诊断及低血糖的诊断与鉴别诊断
C-肽释放试验	正常人空腹C-肽水平为0.3～1.3mmol/L,服糖后升高5倍左右,高峰在60分钟	↓口服葡萄糖后1小时血清C肽水平降低,提示胰岛B细胞储备功能不足

5. 脂代谢相关指标

检查项目	参考值	指标意义
总胆固醇(TC)	2.9～6.0mmol/L (酶法)	↓降低:见于甲状腺功能亢进、严重的肝脏疾病、贫血、营养不良和慢性消耗性疾病等 ↑升高:见于各种高脂蛋白血症,胆汁淤积性黄疸、甲状腺功能减退、肾病综合征、长期吸烟、饮酒、精神紧张等

续上表

检查项目	参考值	指标意义
低密度脂蛋白胆固醇(LDL-C)	2.07～3.12mmol/L (沉淀法)	↑升高:主要用于判断冠心病的危险性;也可见于甲状腺功能减退、肾病综合征、肥胖症等 ↓降低:见于甲状腺功能亢进、肝硬化及低脂饮食和运动
高密度脂蛋白胆固醇(HDL-C)	0.94～2.0mmol/L (沉淀法)	↑升高:对防止动脉粥样硬化、预防冠心病的发生有重要作用 ↓降低:常见于动脉粥样硬化、急性感染、糖尿病、肾病综合征 肥胖、吸烟、糖尿病、高甘油三酯血症、肝炎和肝硬化、严重营养不良等疾病状态可伴有低HDL-C,而少至中量饮酒和体力活动会升高HDL-C
甘油三酯(TG)	0.44～1.76mmol/L	↑升高:见于冠心病、动脉粥样硬化、肥胖症、糖尿病、痛风等 ↓降低:见于无β-脂蛋白血症、严重的肝脏疾病、吸收不良、甲状腺功能亢进等
载体蛋白A1 (Apo-A1)	(1.42±0.17)g/L	↓降低:Apo-A1下降,冠心病危险性高;常见于Apo-A1缺乏症、家族性低α-脂蛋白血症等
载体蛋白B (Apo-B)	(1.01±0.21)g/L	↑升高:高Apo-B脂蛋白血症,冠心病发生危险性增高
脂蛋白(a)[LP(a)]	0～300mg/L	↑升高:血清LP(a)浓度主要与遗传有关,LP(a)升高者发生冠心病危险性增加;通常以300mg/L为重要分界,高于此水平者患冠心病的危险性明显增高
总称(Apo-A1/B)比值	1.0～2.0	↓降低:动脉粥样硬化、冠心病、糖尿病、高脂血症、肥胖症等Apo-A1/Apo-B比值减低

6. 心血管危险新指标详解

检查项目	参考值	指标意义
两个危险因子		
同型半胱氨酸（HCY）	$5\sim15\mu mol/L$	↑升高：血液同型半胱氨酸水平越高，患动脉粥样硬化的危险也越大 　轻度升高：$15\sim30\mu mol/L$，主要是由于不良的饮食生活习惯、轻度的叶酸和维生素 B_{12} 缺乏、轻度肾功能受损等引起 　中度升高：$30\sim100\mu mol/L$，主要由于中重度叶酸、维生素 B_{12} 缺乏及肾功能不全等引起 　重度升高：$>100\mu mol/L$，主要由于严重的维生素 B_{12} 缺乏和半胱氨酸尿症等导致
血尿酸（UA）	$268\sim488\mu mol/L$	↑升高：高尿酸血症，多数患者无症状；高尿酸血症会诱发病风，导致血压、血糖升高，代谢紊乱，并引起肾脏和血管的损伤
三个保护因子		
维生素 B_6	$14.6\sim72.8nmol/L$	↓降低：常见于高同型半胱氨酸血症、慢性酒精中毒、吸收不良综合征、营养不良，糖尿病、尿毒症、妊娠、应用异烟肼及口服避孕药等
维生素 B_{12}	$100\sim300\mu g/ml$	↑升高：$>300\mu g/ml$，见于急性和慢性粒细胞白血病、淋巴细胞白血病、单核细胞白血病、白细胞增多症、真性红细胞增多症、部分恶性细胞肿瘤和肝脏病变等 ↓降低：$<100\mu g/ml$，即可诊断为维生素 B_{12} 缺乏

续上表

检查项目	参考值	指标意义
血清叶酸	6.8～34.0nmol/L	↓降低：血清叶酸＜6.8nmol/L(3ng/ml)为缺乏，可导致巨幼细胞贫血、胎儿畸形，并增加心血管疾病发生的危险性

7. 肝功能指标

检查项目	参考值	指标意义
肝细胞损伤指标		
丙氨酸氨基转移酶（ALT）	10～40U/L 连续监测法(37℃)	↑增高：可见于传染性肝炎、重度脂肪肝、胆囊炎和胆管炎、肝硬化、肝癌等；急性胰腺炎、急性心肌梗死、心肌炎、肺梗死等疾病，以及妊娠、熬夜、过度劳累、剧烈运动等也会增高 根据 ALT 增高情况判断肝损害程度： (1)轻度损害——超过正常上限 3 倍以下，最常见的原因是脂肪肝 (2)中度损害——超过正常上限 3～10 倍，常见于慢性肝炎、肝硬化、酒精和药物性肝损害及肝癌 (3)重度损害——超过正常上限 10 倍以上，常见于急性黄疸性肝炎等
天冬氨酸氨基转移酶（AST）	10～40U/L 连续监测法(37℃)	↑增高：常见于急性重症肝炎、慢性肝炎活动期、酒精性肝病、药物性肝炎；心肌梗死发病后 6 小时明显升高，48 小时达高峰，3～5 天后恢复正常；肺梗死、休克、骨骼肌疾病、手术后、深层烧伤、胸膜炎、肾炎等也升高

检查项目	参考值	指标意义
血清总胆汁酸 (TBA)	0～10μmol/L（酶法）	↑一次性升高:急性肝炎时患者血清 TBA 与丙氨酸氨基转移酶（ALT）一样,呈显著增高,经积极治疗后随肝功能的恢复逐渐转为正常 ↑持续升高:当转氨酶、胆红素及碱性磷酸酶等其他指标转为正常情况下,血清中 TBA 水平仍很高,这可能与肝细胞功能失调、肝实质细胞减少等原因有关
γ—谷氨酰转移酶 (γ—GT)	<50U/L	↑增高:常见于胆道阻塞性疾病、毛细胆管炎、酒精性肝炎、肝炎的急性期和慢性肝炎活动期、肝硬化、肝癌,以及胰腺炎、胰腺肿瘤、前列腺肿瘤等;长期或大量的饮酒,也会导致该酶的升高
碱性磷酸酶（ALP）	成人:40～110U/L 儿童:<250U/L	↑轻度升高:常见于阻塞性黄疸、原发性肝癌、继发性肝癌、胆汁淤积性肝炎等 ↑明显升高:见于原发性胆汁肝硬化、药物性肝炎、肝移植排斥或淤胆型病毒性肝炎等;肝肿瘤和肝脓肿导致节段的胆管阻塞,血清 ALP 升高可以是唯一的检验异常
肝纤维化指标		
单胺氧化酶 (MAO)	0～3U/L（速率法,37℃）	↑升高:肝硬化时,血清 MAO 活性常明显增高,阳性率可高达 80% 以上;各型肝炎急性期患者 MAO 活性不增高,但急性坏死性肝炎或急性肝炎中有肝坏死时,MAO 可升高;MAO 升高还可见于甲状腺功能亢进、糖尿病合并脂肪肝、肢端肥大症等疾病

检查项目	参考值	指标意义
腺苷脱氨酶（ADA）	4～22U/L(37℃)	↑升高:急性肝炎时，ADA 仅轻、中度升高；急性肝炎后期，ADA 升高率大于 ALT，其恢复正常时间也较后者为迟，与组织学恢复一致；重症肝炎发生酶胆分离时，尽管 ALT 不高，而 ADA 明显升高 慢性肝炎、肝硬化血清 ADA 活性显著升高，可作为慢性肝病的筛选指标、肝纤维化判断指标 阻塞性黄疸患者血清 ADA 活性及阳性率均明显低于肝细胞性黄疸及肝硬化伴黄疸
肝脏排泄功能指标		
血清总胆红素（STB）	3.4～17.1μmol/L	↑增高:STB 升高，人会出现黄疸，见于急性黄疸型肝炎、急性黄色肝坏死、慢性活动性肝炎、肝硬化等；也可见于血型不合的输血反应和胆石症 隐性黄疸:17.1～34.2μmol/L 轻度黄疸:34.2～171μmol/L 中度黄疸:171～342μmol/L 重度黄疸:>342μmol/L
结合胆红素(CB)	0～36.8μmol/L	↑增高:见于梗阻性黄疸和肝细胞性黄疸
非结合胆红素(UCB)	1.7～10.2μmol/L	↑增高:见于溶血性黄疸
肝脏合成功能指标		
血清总蛋白(TP)	60～380g/L	↑增高:见于高渗性失水、多发性骨髓瘤、某些急慢性感染所致高球蛋白血症等 ↓降低:见于慢性肝病、肝硬化、慢性感染、慢性消耗性疾病、长期腹泻、肾病综合征、营养不良等

检查项目	参考值	指标意义
血清白蛋白(ALB)	40～355g/L	↑增高:见于脱水所致的血液浓缩 ↓降低:见于肝脏疾病、肾脏疾病和营养不良等
血清球蛋白(GLB)	20～330g/L	↑增高:见于肝硬化、红斑狼疮、风湿及类风湿关节炎、结核、疟疾、血吸虫病、骨髓瘤、淋巴瘤等 ↓降低:皮质醇增多症、长期应用糖皮质类固醇激素
白蛋白与球蛋白比值(A/G)	(1.5～32.5):1	比值小于1者,称为A/G比例倒置,见于肾病综合征、慢性肝炎及肝硬化等

8. 肾功能指标

检查项目	参考值	指标意义
尿液肾损害指标		
24h尿蛋白测定(MAE)	<150mg/24h	↑增高:>150mg/24h 通过定量可将蛋白尿分为: 轻度蛋白尿:<1g/24h 中度蛋白尿:1～3.5g/24h 重度蛋白尿:>3.5g/24h
快速微量白蛋白/肌酐(μALB/Cr)比值	<2.5mg/mmol	↑增高: 微量白蛋白尿: 2.5～25mg/mmol 大量白蛋白尿:>25mg/mmol
肾小管功能检测		
尿β_2-微球蛋白	<0.3mg/L	↑增高:较灵敏地反映近端肾小管重吸收功能受损
尿α_1-微球蛋白	<15mg/24h,或<10mg/g肌酐	↑增高:肾小管对α_1重吸收障碍先于β_2,因此尿α_1比β_2更能反映肾小管滤过和重吸收功能受损

续上表

检查项目	参考值	指标意义
视黄醇结合蛋白（RBP）	血清 RBP：45mg/L 尿液 RBP：（0.11±0.07）mg/L	↑增高：可见于早期近端肾小管损伤。 血清 RBP 升高见于肾小球滤过功能减退、肾衰竭。此外，血清 RBP 可特异地反映机体的营养状态
血尿素氮（BUN）	3.2～7.1mmol/L	↑生理性增高：高蛋白饮食、发热、甲状腺功能亢进及消化道出血均可引起尿素氮的升高 ↑病理性增高： 肾前性：剧烈呕吐、幽门梗阻、大量出血、肠梗阻和长期腹泻等 肾性：急性肾小球肾炎、慢性肾炎、慢性肾盂肾炎、肾病晚期、肾衰竭及中毒性肾炎 肾后性：前列腺增生、尿路结石、尿道狭窄、膀胱瘤导致的尿路受压等 ↓降低：低蛋白饮食、肝功能受损者尿素氮的水平则较低
血清肌酐（Cr）	53～106μmol/L	↑增高：见于急性或慢性肾小球肾炎、肾功能减退、输尿管阻塞、强烈运动后肌肉损伤、缺水、糖尿病、血压改变等 ↓降低：见于进行性肌萎缩，老年人、肌肉消瘦者也可能偏低
血尿酸（UA）	150～416μmol/L	↑增高：见于高尿酸血症和痛风、急慢性肾小球肾炎、慢性白血病、多发性骨髓瘤、真性红细胞增多症，或其他恶性肿瘤、紫癜及妊娠等也可导致血尿酸升高；氯仿、四氯化碳及铅中毒等均可使血尿酸增高
血尿素氮/肌酐比值	（12～20）：1	↑增高：见于肾灌注减少（失水、低血容量性休克、充血性心衰等）。尿路阻塞性病变、高蛋白餐、分解代谢亢进状态、肾小球病变、应用糖皮质类固醇激素等 ↓降低：见于急性肾小管坏死

检查项目	参考值	指标意义
内生肌酐清除率（Ccr）	80～120ml/min	主要用于肾小球损害程度的判断和肾功能评估

9. 甲状腺功能指标详解

检查项目	参考值	指标意义
总三碘甲腺原氨酸（TT_3）	1.6～3.0nmol/L	↑增高:常见于甲状腺功能亢进、T_3型甲状腺功能亢进、甲状腺素治疗过量、甲状腺功能亢进复发以及亚急性甲状腺炎 ↓降低:甲状腺功能减退可降低,但灵敏度较差;肢端肥大症、肝硬化、肾病综合征和使用雌激素也可减低
总甲状腺素（TT_4）	65～155nmol/L	↑增高:见于甲状腺功能亢进、原发性胆汁性肝硬化、甲状腺激素不敏感综合征、妊娠以及口服避孕药等 ↓降低:见于甲状腺功能减退、缺碘性甲状腺肿、慢性淋巴细胞性甲状腺炎、低甲状腺素结合球蛋白血症等
游离三碘甲腺原氨酸（FT_3）	4～10pmol/L	↑增高: FT_3与FT_4同时增高:对甲状腺功能亢进诊断的灵敏性高于T_3与T_4 FT_3单独升高:T_3型甲状腺功能亢进、甲状腺肿、甲状腺瘤等 FT_4单独增高:T_4型甲状腺功能亢进、甲状腺激素不敏感综合征、无痛性甲状腺炎、多结节甲状腺肿等

续上表

检查项目	参考值	指标意义
游离甲状腺素（PT₄）	10～30pmol/L	↓降低： FT₃与FT₄同时降低：甲状腺功能减退，FT₃、FT₄均明显下降，尤以FT₄下降更明显；慢性淋巴细胞性甲状腺炎晚期，FT₃、FT₄均下降，FT₄下降更明显 FT₃单独降低：甲状腺功能减退、非甲状腺疾病、药物影响及低T₃综合征等 FT₄单独降低：肾病综合征，FT₄有下降趋势；亚临床甲状腺功能减退以及T₄型甲状腺功能亢进治疗过量可导致下降
促甲状腺素（TSH）	2～10mU/L	↑增高：见于原发性甲状腺功能减退、伴有甲状腺功能减退的各种甲状腺炎、地方性和单纯性甲状腺肿、异位TSH分泌综合征（异位TSH瘤）等 ↓降低：见于甲状腺功能亢进、垂体性甲状腺功能减退、继发性甲状腺功能减退（如下丘脑分泌TRH不足）、垂体催乳素瘤、皮质醇增多症、肢端肥大症等
抗甲状腺过氧化物酶抗体（TPOAb）	<35U/ml	↑增高：作为自身免疫性甲状腺疾病的诊断和监测指标，自身免疫性甲状腺病阳性率可达60%～90%
抗甲状腺球蛋白抗体（TgAb）	<35%	↑增高：自身免疫性甲状腺炎患者30%以上可升高，慢性淋巴细胞性甲状腺炎及Graves病患者60%可升高，30%甲状腺癌患者及46%亚急性甲状腺炎患者可升高
促甲状腺激素受体抗体（TRAb）	<15U/L	↑增高：TRAb阳性提示存在针对TSH受体的自身抗体；TRAb在对Graves病确诊、疗效及预后估计方面均具有重要意义，其在Graves病复发后可再度增高

10. 骨代谢指标详解

检查项目	参考值	指标意义
骨代谢调控激素		
甲状旁腺素(PTH)	放射免疫法:氨基端(活性端)230～630ng/L 羧基端(无活性端)430～1 860ng/L 免疫化学荧光法:1～10pmol/L	↑增高:见于维生素 D 缺乏、肾衰竭、吸收不良综合征等 ↓降低:见于维生素 D 中毒、特发性甲状旁腺功能减退症
维生素 D	比色法:65～156pmol/L	↓摄入不足:造成骨质疏松症、骨质软化症等 ↑摄入过量:造成维生素 D 中毒
降钙素(CT)	男性:0～14ng/L 女性:0～28ng/L	↑增高:见于甲状腺髓样癌、肺小细胞癌、乳腺癌、胰腺痛、子宫癌、前列腺癌等引起的异位内分泌综合征 ↓降低:见于甲状腺手术切除、重度甲状腺功能亢进等
骨形成标志物		
血清总碱性磷酸酶(TALP)	40～150U/L(不同年龄及性别者,其血清 ALP 活性差异较大)	↑增高:见于肝胆及骨骼疾病;绝经期后骨碱性磷酸酶增高,但不超过正常值的一倍 ↓降低:见于心脏外科手术后、蛋白质能量营养不良、低镁血症、甲状腺功能减退、恶性贫血等症
骨型碱性磷酸酶(BSAP)	成人仅有一条带(67.8%为肝型 ALP 带,32.2% 为骨型 ALP 带)	↑增高:甲状腺功能亢进、恶性骨损伤、维生素 D 缺乏症、Paget 病、骨折、肢端肥大症所致骨损伤等,均可引起 ALP 活性升高

续上表

检查项目	参考值	指标意义
骨钙素(BGP)	4.8～10.2μg/L	↑增高:见于骨折、原发性骨质疏松、甲状旁腺功能亢进性骨质疏松症、Paget病、肾性骨营养不良、甲状腺功能亢进、骨转移癌、低磷血症等 ↓降低:常见于甲状旁腺功能减退、甲状腺功能减退、肝病、妊娠、长期应用肾上腺皮质激素治疗等

11. 免疫功能指标详解

检查项目	参考值	指标意义
T细胞亚群		
CD3$^+$	免疫荧光法: 63.1%±10.8% 流式细胞技术: 61%～85%	↑增高:见于再生障碍性贫血、恶性胸腔积液、变应性鼻炎等 ↓降低:见于自身免疫性疾病,如系统性红斑狼疮、类风湿关节炎等
CD3$^+$/CD4$^+$(Th)	免疫荧光法: 42.8%±9.5% 流式细胞技术: 28%～58%	↑增高:见于超敏反应和自身免疫性疾病等 ↓降低:见于恶性肿瘤、先天性或获得性免疫缺陷症、使用免疫抑制剂、艾滋病等
CD3$^+$/CD8$^+$(Ts)	免疫荧光法: 19.6%±5.9% 流式细胞技术: 19%～48%	↑增高:见于系统性红斑狼疮、慢性活动性肝炎、传染性单核细胞增多症、恶性肿瘤及其他病毒感染等 ↓降低:见于自身免疫性疾病或变态反应性疾病
CD4$^+$/CD8$^+$	免疫荧光法:(2.2±0.7)/1 流式细胞技术: (0.9～2.0)/1	↑增高:见于自身免疫性疾病、病毒性感染、变态反应等 ↓降低:见于艾滋病(常低于0.5)、恶性肿瘤进行期和复发时

检查项目	参考值	指标意义
自然杀伤细胞 （NK）	13.8%±5.9%（流式细胞术法）	↑增高:见于自身免疫性疾病、器官移植宿主的抗排斥反应增强、类风湿关节炎、糖尿病等 ↓降低:见于血液系统肿瘤、实体瘤、免疫缺陷病、艾滋病及某些病毒感染
体液免疫指标		
免疫球蛋白 IgG	7.6～16.6g/L （RID 法）	↑增高:常见于慢性化脓性感染、骨髓炎、亚急性细菌性心内膜炎、慢性活动性肝炎、传染性单核细胞增多症、淋巴瘤、转移性肿瘤以及 IgG 型多发性骨髓瘤 ↓降低:见于各种先天性和获得性体液免疫缺陷病,如低丙种球蛋白血症、选择性 IgG、IgA 缺乏症;应用免疫抑制剂;霍奇金淋巴瘤、淋巴肉瘤、慢性淋巴细胞白血病等
免疫球蛋白 IgA	0.7～3.3g/L（RID 法）	↑增高:见于急性传染性肝炎、肝硬化、狼疮样肝炎、系统性红斑狼疮、类风湿关节炎、IgA 骨髓瘤等 ↓降低:见于反复呼吸道感染、无γ球蛋白血症,选择性 IgG、IgA 缺乏症、抗 IgA 血症,肾病综合征等
免疫球蛋白 IgE	0.1 ～ 0.9mg/L（ELASA 法）	↑增高:过敏性疾病及免疫性疾病。常见于特发性喘息、鼻息、变应性皮炎、寄生虫感染、IgE 骨髓瘤、慢性淋巴细胞白血病、结节病等 ↓降低:见于丙种球蛋白缺乏症、恶性肿瘤、长期使用免疫抑制剂等
免疫球蛋白 IgD	0.6～2.0mg/L（ELASA 法）	↑增高:见于 IgD 型骨髓瘤、单核细胞白血病、甲状腺炎等 ↓降低:见于无丙种球蛋白血症

续上表

检查项目	参考值	指标意义
免疫球蛋白 IgM	0.5～2.1g/L（RID法）	↑增高：见于急性感染、亚急性细菌性心内膜炎、传染性单核细胞增多症、急性病毒性肝炎、肝硬化、原发性高血压恶性期、类风湿关节炎、系统性红斑狼疮等 ↓降低：见于肝癌、慢性淋巴细胞白血病、免疫抑制治疗、无丙种球蛋白血症、选择性 IgM、IgA 缺乏症及肾病综合征等
补体系统		
补体 C3	0.8～1.2g/L（RID法）	↑增高：见于急性炎症、传染病早期、肿瘤、排斥反应等 ↓降低：见于急性肾小球肾炎、链球菌感染后肾炎、狼疮性肾炎、活动性红斑狼疮、活动性类风湿关节炎等
补体 C4	0.55±0.11（RID法）	↑增高：见于急性风湿热、结节性多动脉炎、皮肌炎、关节炎、组织损伤等 ↓降低：见于自身免疫性肝炎、狼疮性肾炎、红斑狼疮、多发性硬化症、类风湿关节炎等